Retrouvez également l'auteur sur son blog :
yoga.maathiildee.com
et sur sa page Facebook : Mathilde Yoga

Maquette : Émilie Guillemin
Illustrations : Fotolia / postures : Mathilde Piton
et Miré

Nouvelle édition révisée du titre *Le Yoga malin* paru en 2014.

29 boulevard Raspail
75007 Paris – France
ISBN : 979-10-285-0381-9
ISSN : 2425-4355

C'EST MALIN
GRAND FORMAT

MATHILDE PITON

J'APPRENDS LE YOGA EN 5 MINUTES PAR JOUR

LEDUC.S
EDITIONS

SOMMAIRE

INTRODUCTION

Le mot yoga signifie « union » en sanskrit, une langue indienne ancienne. Le yoga est à la fois une méthode globale et un art de vivre qui utilise différents moyens – les postures physiques, la relaxation, la méditation, la respiration, l'étude sur soi-même – pour unir le corps et l'esprit. Ce livre a pour objectif de vous faire découvrir cet univers et de provoquer en vous la petite étincelle qui vous fera dérouler votre tapis et commencer à « pratiquer ». Partons d'une question fondamentale : quel est l'intérêt du yoga ?

MES 5 BONNES RAISONS DE FAIRE DU YOGA

1. Ça me fait du bien ! Je profite de l'instant présent et je lâche prise

Pratiquer le yoga m'aide à être présente, ici et maintenant : en me concentrant sur ma respiration et en étant à l'écoute de mes sensations, je laisse filer les pensées qui m'encombrent. Après une séance de yoga, je me sens bien, pleine d'énergie et détendue. J'ai remis les compteurs à zéro !

2. Je me reconnecte avec mon corps

« Basculez le bassin vers l'avant tout en contractant les fessiers, les omoplates descendent vers le bas, amenez le coccyx vers le sol, les mains restent engagées »… les premières séances de yoga ressemblent bien souvent à des cours d'anatomie. Une fois ces bases du corps humain maîtrisées, je suis passée à l'étape suivante : coordonner les mouvements. Bouger gracieusement, trouver mon équilibre sur une jambe, sur les mains, et même sur les avant-bras, me laisser guider par la respiration… Mon corps est devenu progressivement plus souple et plus tonique, ce qui aide à soigner les bobos du quotidien (mal au dos, au genou, au ventre, etc.). C'est aussi un bon complément à la pratique d'autres sports.

3. Le yoga invite à l'exploration intérieure

Quand j'ose faire certaines postures que je croyais inaccessibles, ou quand j'accepte de rester calme en méditation, je prends conscience de toutes les sensations physiques, émotions et pensées qui me traversent. Qu'est-ce que j'en fais ? Où est-ce que j'en suis ? Le yoga me met en face de moi-même, je me remets en cause sans me juger, j'accepte et j'avance.

4. Le yoga a des effets positifs dans la vie quotidienne : je me sens mieux dans ma peau !

Une bonne séance de yoga a le don de me calmer, de me mettre de bonne humeur et de me faire sentir en pleine forme. Ces effets positifs se ressentent aussi hors du tapis et du studio de yoga, et se diffusent au quotidien : j'ai plus confiance en moi, je suis plus concentrée, je suis plus à l'écoute de moi-même et des autres, et plus ouverte au changement. Je dors mieux, je mange mieux, je me sens plus équilibrée !

5. Le yoga s'adapte à tout le monde

Le yoga n'est pas une méthode exclusive réservée à certaines personnes. J'entends parfois dire : « Je ne peux pas faire du yoga parce que : c'est trop cher/c'est un truc de baba cool/je ne suis pas souple/je suis trop vieux. » En fait, le yoga peut fonctionner pour tout le monde, peu importe son âge ou sa condition physique. Et dans les cas où on ne peut pas beaucoup bouger, on peut au moins respirer !

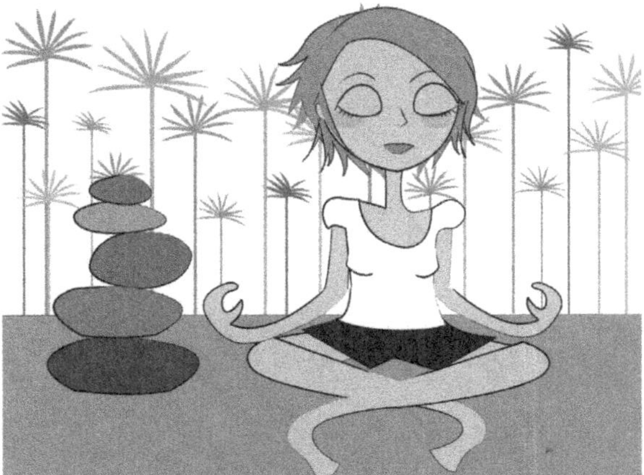

Maintenant que vous voilà convaincu(e) (je l'espère en tout cas !), je vais vous expliquer comment trouver un cours, et ce qu'il faut porter comme vêtement ou avoir comme accessoires (pas grand chose, je vous rassure !). Une fois le tapis déroulé, je vous montrerai que le yoga comporte plusieurs dimensions : les postures physiques, la respiration et la méditation. Au delà de l'aspect physique, j'aborderai aussi la dimension plus philosophique du yoga, autrement dit comment vivre le yoga au quotidien : dans la façon de vivre, de manger et de prendre soin de soi. Mais avant tout, je vais commencer par vous détailler les bienfaits du yoga pour le corps et pour l'esprit...

1

LE YOGA ET MOI, EST-CE QUE ÇA VA COLLER ?

Chapitre 1

Le yoga et moi, est-ce que ça va coller ?

LES BIENFAITS DU YOGA SUR MON CORPS

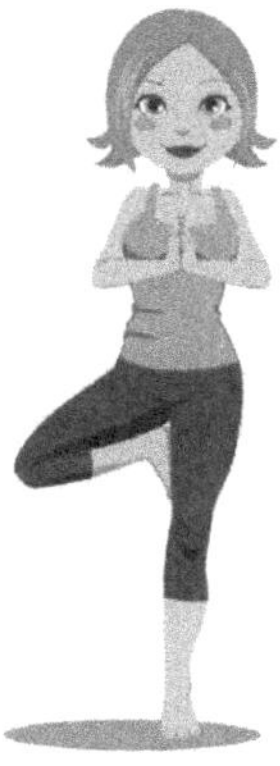

Le yoga est une activité physique. On croit bien souvent qu'il s'agit juste de s'asseoir et de marmonner « ommm » en respirant des bouffées d'encens. Mais au yoga, on bouge ! Avant de commencer, il faut d'abord faire le point : où est-ce que j'en suis physiquement ? Prenez un carnet, qui sera votre carnet de route du yoga, et répondez à ces questions :

- Le sport :
  - Le sport et moi, est-ce que c'est une véritable histoire d'amour ? Est-ce que je pratique régulièrement une ou plusieurs activités physiques ?
  - Le sport est-il absent de ma vie ? Est-ce que j'ai une carte de gym que je n'utilise jamais ?

  - Suis-je du genre à commencer de nouvelles activités (natation, course à pied...) sans m'y tenir sur le long terme ?
- Le poids :
  - Mon poids me convient-il ? Est-ce que je veux en perdre (5 kilos, ou 25 kilos) ?
  - Est-ce que je cherche à prendre du poids, à être plus musclé ?
- La santé :
  - Est-ce que je suis en bonne santé ?
  - Est-ce que j'ai la santé fragile ?
  - Est-ce que j'ai besoin de récupérer d'une blessure ou d'une opération ?

Un corps plus souple (si, si !)

Travailler la souplesse, c'est tout simplement étirer ses muscles. Oubliez les exercices toniques de la gym à l'école ; au yoga, personne ne va vous pousser dans le dos pour que vous soyez capable de toucher vos pieds. Tout va se passer en douceur, par des exercices répétitifs, progressifs et exécutés en toute conscience, et non pas machinalement. Hormis les artistes de cirque, les gymnastes et les danseurs de ballet qui s'entraînent des heures durant depuis leur plus jeune âge, la souplesse n'est pas une chose qu'on a l'habitude de travailler. Le manque de souplesse peut gêner dans certaines postures de yoga et dans la vie de tous les jours : quand j'ai débuté le yoga, j'étais incapable de toucher le sol avec mes mains sans plier considérablement les genoux et m'asseoir par terre en tailleur pendant un moment n'était pas du tout agréable (le yoga favorise l'ouverture et la mobilité du bassin).

Vous vous dites peut-être que vous aurez l'air ridicule en cours si vous n'êtes pas souple. Mais ce n'est pas un bon argument pour ne pas se mettre au yoga : est-ce que vous renonceriez à apprendre le tennis juste parce que vous ne savez pas tenir une raquette ? La souplesse, ça se travaille. Lentement, mais sûrement. Et ce n'est pas parce qu'on n'est pas souple qu'on fait « mal » du yoga : chacun son rythme !

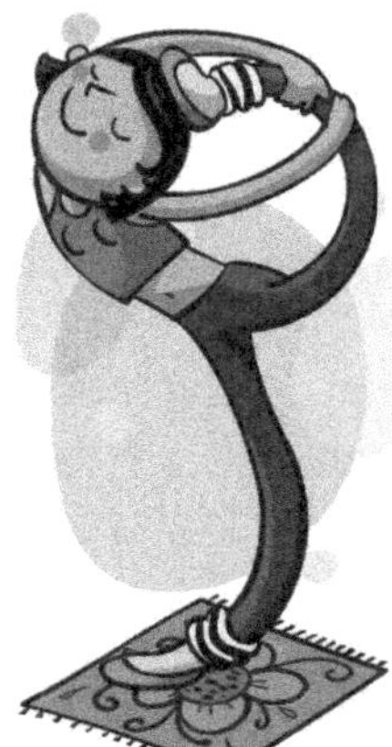

Je suis trop souple ! Si vous êtes déjà très souple, le yoga vous aidera à bien engager les muscles pour ne pas vous blesser et prendre soin de vos articulations.

Exercice : Bonjour souplesse !

Mettez-vous debout, puis lentement et en expirant, pliez-vous en deux vers vos pieds. Vos mains ne touchent pas le sol ? Pliez les genoux et mettez les mains sur vos tibias. Laissez la tête et les bras se diriger vers le sol, relaxez le cou. Le bas du ventre repose sur le haut des cuisses. Respirez dans cette flexion avant du corps. Dites bonjour aux muscles à l'arrière des cuisses qui ont sûrement commencé à se manifester ! Sans rien faire, petit à petit, le poids de votre corps vous entraîne vers le sol. Cet exercice passif fait travailler la souplesse de l'arrière des cuisses.

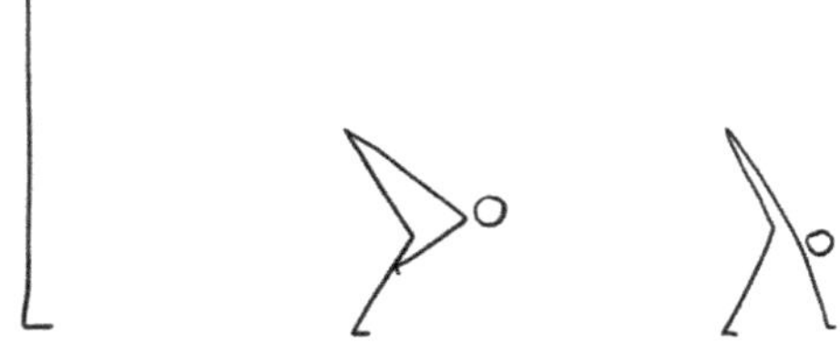

① ② ③

➔ **CONSEIL POUR LES ÉTIREMENTS :** il est important de ne pas faire d'à-coups violents comme un ressort ; on cherche à calmer le système nerveux, et si vous traitez votre corps comme un élastique, ça aura l'effet inverse car si on s'étire rapidement, le muscle réagit en se contractant. En travaillant lentement, en s'étirant progressivement, le muscle ne se contractera pas brutalement, mais s'allongera sans risque.

❝ ***Judith Lasater, professeur de yoga :***

« Vous pouvez vous plaindre de ne pas être assez souple, vous pouvez vous plaindre de la posture qui est trop compliquée, vous pouvez vous plaindre du prof qui vous fait faire cette posture. Mais ni la posture, ni le prof ne créent la difficulté. La difficulté était déjà là au départ. Le yoga vous donne une chance de l'explorer, et peut-être même de la dissoudre. » ❞

Les bénéfices d'un corps plus souple :

- Des articulations en meilleure santé. Chevilles, genoux, hanches, coudes, poignets : ça bouge mieux, avec plus de fluidité, et on y gagne en mobilité.
- Un corps plus détendu et une meilleure posture générale. Les tensions sont relâchées !

Un corps plus tonique

L'un des effets du yoga est de renforcer physiquement, tout en assouplissant et en allongeant les muscles. Quand on ressort de son premier cours de yoga, les effets les jours suivants sont évidents : courbatures ! Même dans des endroits insoupçonnés... Les courbatures sont des douleurs musculaires provoquées par des exercices inhabituels pour le corps ou des étirements prolongés.

Exercice : La posture de la chaise

Mettez-vous debout, puis pliez les genoux, baissez vos hanches et les fessiers vers l'arrière comme si vous alliez vous asseoir sur une chaise. Levez les bras vers l'avant et gardez-les près des oreilles, dans le prolongement du buste. Dirigez le regard vers le sol et vérifiez que vous voyez toujours bien vos orteils – si ce n'est pas le cas, reculez vers l'arrière les cuisses et les fesses.

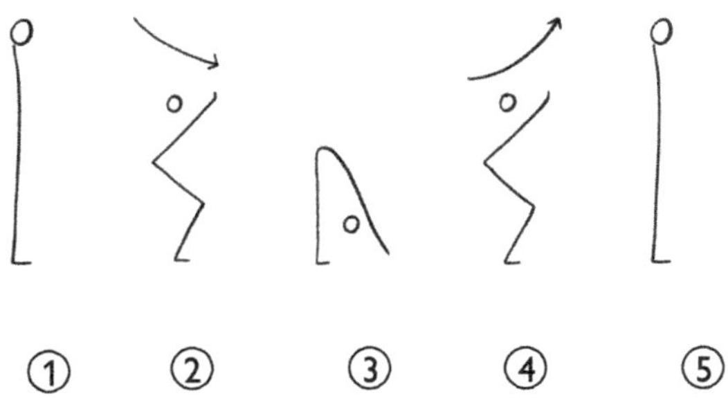

Que ressentez-vous après 2 ou 3 respirations dans cette posture ? Les cuisses chauffent. Respirez, restez encore quelques instants dans cette posture dite de la chaise. Puis relâchez lentement et penchez-vous vers l'avant en expirant, dans la posture passive d'étirement – la flexion avant debout. Après quelques respirations lentes et profondes, revenez dans la posture de la chaise.

L'AVIS DE MIKIO AOI, COACH SPORTIF : COMMENT SE MUSCLE-T-ON ?

Il y a 3 facteurs à prendre en compte si on veut se muscler :
1. un effort suffisamment intense et long ;
2. des activités variées qui permettent au corps d'avoir toujours à s'adapter, et donc de travailler suffisamment ;
3. une alimentation équilibrée, suffisante et adaptée, qui comprend des protéines.

Un corps plus mince ?

Le corps maigrit quand l'énergie dépensée par toutes les activités que l'on fait est supérieure à l'énergie consommée (par ce qu'on mange et ce qu'on boit). Certaines activités font dépenser plus d'énergie car elles sollicitent plus les muscles et le cœur – comme la course à pied, la natation, le vélo, le ski de fond. Ce sont des sports qui sollicitent tous les muscles pendant une longue durée.

Dans le yoga, la « salutation au soleil » – un exercice d'échauffement qui enchaîne plusieurs postures – est l'exercice qui se rapproche le plus du « cardio ». En fonction des cours, il dure de 5 à 20 minutes. Ce n'est cependant pas une activité suffisante pour dépenser une grande quantité d'énergie. Le yoga, ce n'est pas de l'aérobic.

Si maigrir est votre objectif, je vous conseille d'accompagner votre pratique du yoga d'une activité physique dynamique comme la marche rapide, la course à pied ou la natation. Une alimentation saine et équilibrée est également nécessaire : le yoga, par la diminution du stress, peut aider à retrouver naturellement un équilibre alimentaire. En reprenant conscience de son corps, en travaillant à se faire du bien, j'ai aussi envie de me nourrir mieux. En sortant d'un cours de yoga, j'ai rarement envie d'aller manger un hamburger au McDo.

Et si je transpire beaucoup, est-ce que je maigris ?

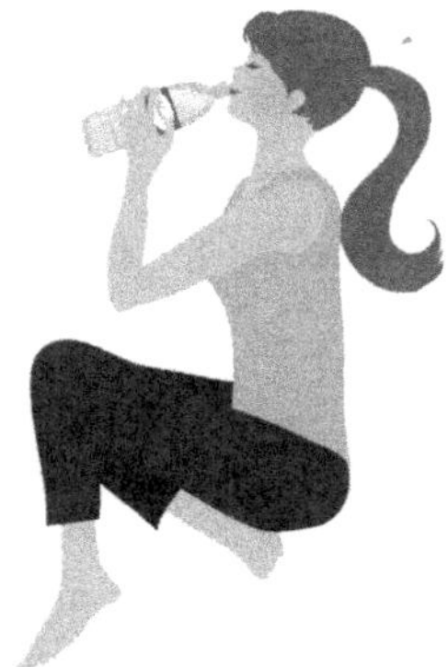

Dans le Bikram yoga, on transpire beaucoup : la salle est chauffée à 40 °C et le taux d'humidité monte à 40 %. Vingt-six postures sont enchaînées pendant 1 h 30. Autant vous dire qu'on transpire beaucoup ! D'autres cours que le Bikram yoga peuvent également faire transpirer, même si la salle n'est pas chauffée ! Est-ce que transpirer est le signe que je fais plus d'efforts, et donc que je brûle de l'énergie ? La transpiration est un processus qui permet au corps de se refroidir quand il a trop chaud. La sueur, c'est principalement de l'eau. La transpiration ne brûle donc pas des calories, même si on pourrait croire que transpiration = fonte des graisses. Par ailleurs, si vous transpirez beaucoup, vous avez donc perdu beaucoup d'eau : pensez à bien vous hydrater ensuite.

“ ***Whitney, 24 ans, 1 an de yoga :***

« Le yoga m'a complètement transformée. Il a changé mon corps : j'ai perdu plus de 13 kilos en un an, je suis plus musclée, ma respiration est plus stable. En plus du yoga, je me suis mise à courir plusieurs fois par semaine. Au-delà de l'aspect physique, grâce au yoga, je suis aussi plus consciente du monde et des gens qui m'entourent, je considère autrement ma propre place en relation avec les autres. J'ai une meilleure appréhension de mon état d'esprit et de mes émotions : maintenant que j'ai compris à quel point ce que je dis ou fais a un impact dans ma vie, j'ai appris à faire plus attention à comment j'étais et comment je répondais aux gens dans certaines situations. De manière générale, je suis plus détendue, ouverte d'esprit et à l'écoute de ce dont mon corps a besoin. » ❞

Une meilleure digestion

Le cours de yoga avait commencé depuis un moment, tout le monde était calme et concentré sur son tapis. La posture qui suivait était une torsion. Assise par terre, la prof nous guidait : « Étirez la colonne vertébrale sur l'inspiration, et sur l'expiration, tournez-vous vers l'arrière de la salle. Cette posture est parfaite en cas de constipation, vous massez vos organes internes. » J'étais nouvelle au yoga, et à entendre la prof parler de choses si prosaïques, j'ai éclaté de rire !

Parler « d'évacuation » est un sujet récurrent au yoga. Vous vous attendiez peut-être à de grandes considérations philosophiques, mais sachez-le, le yoga, c'est entre autres un excellent moyen pour améliorer son transit ! Car quand ça va mal, c'est le genre de choses a priori insignifiantes qui peuvent vous empoisonner la vie. Avec toutes les postures effectuées en cours, notamment les postures de torsion, et la respiration abdominale, vos organes internes ont droit à un bon massage. C'est l'un des bénéfices du yoga qui n'est, certes, pas très glamour, mais qui va vous rendre la vie plus facile !

“ ***Sophie, 38ans, 3ans de yoga :***

« Je souffrais de fréquents maux de ventre : douleurs abdominales, diarrhées fulgurantes juste après avoir mangé, suivies de jours de constipation. Mon médecin a diagnostiqué une colopathie spasmodique, une maladie fréquente chez les gens anxieux, notamment les femmes. Il m'a suggéré d'adapter mon régime alimentaire en fonction des différentes crises que je traversais (diarrhée ou constipation). Et en complément, je me suis mise à suivre des cours de yoga. J'ai appris à relâcher mon ventre : plutôt que d'essayer de toujours contracter mes abdos pour avoir un ventre plat ou pour “bloquer” mes crises, j'ai appris à faire des respirations abdominales, à me détendre, à laisser mon ventre s'arrondir pour mieux respirer. Après quelques mois de yoga, les douleurs ont disparu complètement et définitivement. » ”

LES BIENFAITS DU YOGA SUR MON PSYCHIQUE

Le yoga n'a pas seulement des effets physiques : il a aussi de nombreux effets sur le mental. D'ailleurs, on commence souvent le yoga en se disant qu'on a besoin de trouver un bon moyen pour se relaxer. Reprenez votre carnet de route du yoga pour ce bilan psychologique :

- Êtes-vous facilement anxieux ?
- Avez-vous besoin de tout contrôler ?
- Avez-vous tendance à déprimer, à vous isoler ?
- Vous laissez-vous facilement emporter par la colère ?
- Souffrez-vous de maux de ventre ?
- Avez-vous un sommeil agité ?

Le yoga contre l'anxiété et la dépression

On a de nombreuses raisons d'être anxieux. Que ce soit dans des événements majeurs de la vie – déménager, se marier, avoir des enfants – ou dans la routine du quotidien – être bloqué dans les embouteillages, penser à payer les factures, ressasser des conflits avec ses amis ou sa famille, etc. Les sujets de préoccupation prennent souvent le dessus, et c'est à eux qu'on pense en premier quand on nous demande de nos nouvelles, au lieu de voir les choses positives qui nous arrivent.

À tout ce stress s'ajoutent d'autres émotions négatives : on est impatient dans la file d'attente, en colère contre quelqu'un, frustré au travail. L'anxiété a beau être mentale, elle se répercute sur le corps (rythme cardiaque, pression du sang, tension musculaire). Du coup, on a mal au ventre, on dort peu, on regarde trop la télé, on mange trop et pas très bien – ou alors on ne mange pas assez.

Et pour noircir le tableau, le stress se nourrit de lui-même : plus on stresse, plus on sera stressé. C'est un cercle vicieux dont on s'extrait difficilement.

Anxiété ou dépression, quelle différence ?

L'anxiété est un sentiment indéfinissable d'insécurité. L'anxiété rend l'esprit agité : en étant anxieux, je rumine, je ressasse sans cesse les mêmes choses. Physiquement, la personne anxieuse n'est pas très présente, ses mouvements sont rapides et saccadés.

La dépression est un trouble mental marqué par la tristesse, un désintérêt pour les activités qu'on aime d'habitude, une perte de l'estime de soi. Physiquement, la personne qui souffre de dépression bouge lentement et se sent rapidement fatiguée.

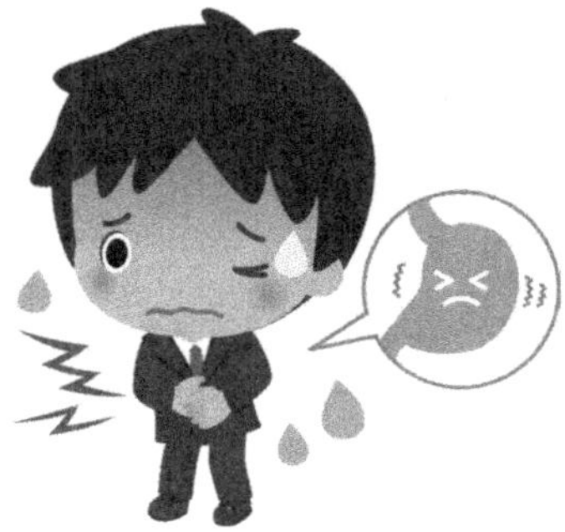

On peut parfois souffrir des deux à la fois : être anxieux avec une dose de dépression, ce qui peut donner un corps fatigué mais à l'esprit agité, ou inversement, un corps superactif mais un esprit mou et passif.

Comment être plus relaxé grâce au yoga

Le yoga propose des clés pour être moins angoissé, et même pour aider à soigner la dépression :

- en réapprenant à respirer profondément ;
- en étant vraiment présent à soi, aux autres ;
- en apaisant l'esprit et toutes les histoires mentales et autres schémas de pensée qui l'accompagnent ;
- en apprenant au corps à se relaxer dans des postures de repos ou au contraire exigeantes.

“ *Patricia, 26ans, 7ans de yoga :*

« J'étais tellement anxieuse avant de faire du yoga ! Je ne sais pas vraiment par quel mécanisme le yoga a changé ça en moi, mais je sens la différence. Le yoga m'a donné confiance. Je n'ai plus l'impression de devoir changer pour être acceptée par les autres. J'ai appris à m'accepter telle que je suis. Je me dis que je fais partie d'un tout, de quelque chose qui me dépasse, et j'essaie de rester authentique envers moi-même et les autres. Je suis beaucoup plus détendue qu'avant. » ”

J'apprends à mieux réguler mes émotions

Qu'elles soient agréables ou non, de fortes émotions nous assaillent fréquemment au quotidien (naissance, mariage, décès, maladie, licenciement...). Les émotions, on ne peut rien y faire, elles sont là, elles nous traversent et nous rendent humains. Elles ne sont pas en elles-mêmes négatives ou positives, mais ce sont nos réactions face à ces émotions qui sont déterminantes. Est-ce qu'on se laisse déborder et envahir par la colère ou le dégoût lorsque quelque chose nous agace, par exemple ? Se laisse-t-on aller à la peur dès la moindre difficulté ?

Le yoga nous enseigne à prendre du recul, à ne plus « démarrer au quart de tour » et à avoir des réactions plus mesurées :

- en apaisant le système nerveux par la relaxation et la méditation ;
- en apprenant à s'observer sans jugement. Par exemple, quand une posture est difficile, comment est-ce que je réagis : est-ce que je force pour y arriver ? est-ce que, au contraire, je laisse tomber en me disant que je suis nul ? Je peux tout simplement essayer, en respirant bien, sans porter de jugement.

Quand je fais une posture d'équilibre dans le yoga, j'apprends à bouger lentement pour y parvenir, je respire en conscience pour maintenir la posture pendant un moment, j'utilise la force de mes jambes pour tenir et les parties de mon corps qui ne sont pas directement engagées dans la posture restent souples et relaxées. Mon esprit peut être en proie à diverses émotions : je les observe, et les laisse filer sans m'y attacher. Douceur, force, patience, précaution, respiration : ce que je fais sur le tapis va ensuite se transfuser dans ma vie de tous les jours, hors du cours de yoga.

Je fais le tri entre bonnes et mauvaises habitudes

« À partir de maintenant, je serai calme, douce, posée, sympa, un vrai rayon de soleil ! » Deux minutes plus tard, je me cogne le pied dans une chaise et je me mets à jurer : « Mmmmmmm... mince !!! » Toutes mes bonnes résolutions d'il y a deux minutes tombent à l'eau et je serai de mauvaise humeur pour le restant de la matinée.

Observez comment vous marchez dans la rue. Marche rapide, le regard vers le sol, les pensées qui tournent en boucle, sourcils froncés. Stop ! Qu'est-ce qui se passerait si vous alliez un peu moins vite, si vous détendiez les sourcils ? Regardez droit devant vous. Souriez, même très légèrement ! Le fait de sourire illumine votre visage. Les personnes que vous croisez baissent leur garde. Des effets positifs parfois inattendus peuvent venir de détails comme le fait de sourire.

QU'EST-CE QUE LE « KARMA » ?

C'est un terme sanskrit qui représente la loi de cause à effet : tout ce que je pense, dis ou fais aura des conséquences. Dans la vie quotidienne, c'est une façon de ne pas oublier de rester engagé dans ce qu'on fait, autrement dit de ne pas être indifférent et agir comme si rien n'avait vraiment d'importance. Attention à ne pas devenir trop obsédé par cette idée non plus et vivre en craignant des répercussions démesurées.

Faites la liste de vos habitudes sur votre carnet de route du yoga :

- hygiène de vie quotidienne ;
- habitudes alimentaires ;
- habitudes comportementales (dans vos relations aux autres, face aux difficultés, etc.) ;
- habitudes physiques (dans votre façon de vous tenir par exemple).

Faites le tri parmi toutes ces habitudes :

- Quelles sont celles qui sont importantes et bénéfiques ? *(vous occuper des gens que vous aimez, prendre le petit déjeuner en famille, faire du sport avec votre meilleur ami, etc.)*
- Quelles sont celles qui relèvent du petit plaisir légèrement coupable ? *(manger une pâtisserie tous les jours en sortant du boulot, vous plaindre auprès de vos collègues, etc.)*
- Quelles sont celles qui vous semblent néfastes et dont vous aimeriez bien vous détacher ? *(passer toutes les soirées devant la télé, ne jamais ouvrir votre courrier, faire toujours la vaisselle en retard, ronger vos ongles, râler à la moindre contrariété, etc.)*

Il est très difficile de changer ses habitudes. Elles sont souvent bien ancrées dans notre routine : c'est ce qui fait que ce sont des habitudes ! Mais bonne nouvelle : on peut changer ! En langage scientifique, on parle de « neuroplasticité du cerveau » : le cerveau peut sans cesse créer de nouvelles connexions, autrement dit, il se transforme en fonction de notre expérience. Le yoga peut m'aider à bouleverser ma routine, mes habitudes, pour en créer de nouvelles, plus saines, plus équilibrées, plus en ma faveur. Comment ?

- **En arrêtant de me juger tout le temps**, surtout de façon négative, et au contraire en cultivant les pensées positives. Si je pense « je suis nul/bête/moche », cette pensée trouve un écho dans le cerveau, qui la répand dans tout le corps, ce qui génère de l'anxiété ou de la déprime : ça s'amplifie !

- **En proposant des défis physiques** à travers les différentes postures, que ce soit en restant immobile ou au contraire en effectuant des postures qui me semblaient compliquées ou infaisables au départ : je me dépasse et je me rends compte que je pouvais faire plus que ce que je pensais. Ou bien j'accepte simplement d'être là où j'en suis : tout le monde ne mettra pas ses pieds derrière la tête, et ce n'est pas bien grave.
- **En favorisant l'introspection** (la réflexion sur soi-même) pendant la relaxation et les postures effectuées lentement : je prends conscience de ce qui est superflu, de ce qui ne contribue pas à mon bien-être, de ce qui me dessert. Le yoga met sur le chemin de la connaissance de soi.
- **En me relaxant profondément et complètement**, et en diminuant les tensions nerveuses. Je deviens plus centré, moins dispersé. Je perds mes habitudes de procrastination, je vais droit à l'essentiel.

Changez vos mauvaises postures

Vous avez sans doute quelques habitudes tenaces qui vous font mal vous tenir, quand vous êtes assis ou debout, quand vous dormez, quand vous effectuez des mouvements répétitifs dans vos activités physiques ou professionnelles – faire porter votre poids sur une seule jambe, serrer les dents, soulever des objets lourds, etc. Commencez par repérer vos mauvaises habitudes dans votre façon de vous tenir : pensez à allonger le cou, à rouler les épaules vers l'arrière pour ne pas vous tenir recourbé vers l'avant, à vous tenir sur vos deux jambes avec le poids du corps également réparti, etc.

JE N'AI PAS LE TEMPS DE FAIRE DU YOGA!

Emploi du temps professionnel trop chargé, famille à s'occuper, beaucoup d'activités... Comment faire de la place pour le yoga? Considérez l'heure de cours de yoga comme une heure rien qu'à vous. Se lancer dans une nouvelle activité comme le yoga ne doit pas être une corvée, voyez-la comme un plaisir. Regardez votre emploi du temps et dénichez les moments libres: pouvez-vous sortir plus tôt du travail un soir de la semaine, ou vous lever plus tôt un jour dans la semaine (de préférence en début de semaine, quand on est encore plein d'énergie)? Quand vous avez trouvé votre moment à vous, ne le lâchez pas, ne trouvez pas d'excuse pour ne pas y aller, faites-en une priorité!

Je retrouve un sommeil apaisé

Se réveiller d'une bonne nuit de sommeil, les idées claires, le corps frais et dispos: quelle agréable sensation! Malheureusement, si toutes les nuits et tous les matins étaient parfaits, ce serait le paradis. Les préoccupations du quotidien prennent parfois tellement d'importance qu'on ne sait même plus comment faire pour dormir, ou pire: on redoute le moment d'aller se coucher.

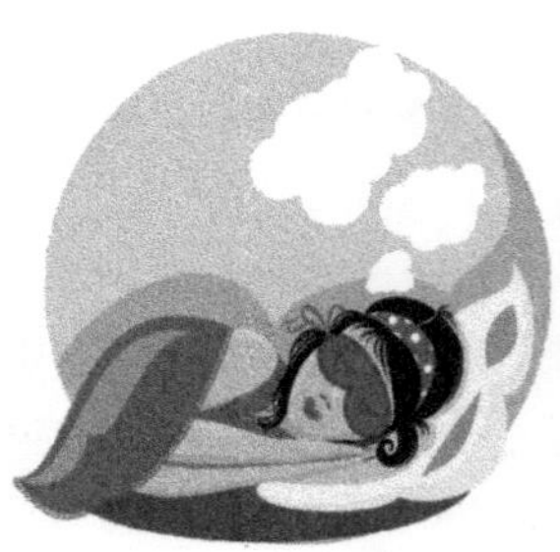

Comment le yoga peut-il aider à trouver un sommeil reposant et réparateur? Pratiquer le yoga dans toutes ses dimensions – relaxation, postures, respiration, méditation – va agir sur les tensions nerveuses: les déséquilibres vont se stabiliser progressivement. Les participants d'une étude américaine* ont pratiqué du yoga pendant six mois (incluant des exercices de respiration, des postures physiques, de la méditation et la lecture de textes sur le yoga) : ils ont noté une plus grande rapidité pour s'endormir et une meilleure qualité du sommeil (nuit plus longue, sans se réveiller régulièrement).

5 conseils pour s'endormir plus facilement

① Pratiquez quelques minutes de méditation, assis dans votre lit : visualisez intérieurement un endroit agréable et majestueux (la vue d'un bateau sur la mer, le reflet de la lune sur un lac en montagne, des dunes de sable...), promenez-vous dans ce décor tout en respirant doucement et profondément.

② Prenez un bain chaud avant d'aller vous coucher, relaxez-vous, prenez soin de vous.

③ Tenez un carnet de gratitude : dites merci à tout ce que vous aimez – les personnes de votre entourage, les choses positives qui se sont passées dans la journée. Notez les détails qui peuvent sembler insignifiants mais qui vous ont fait sourire ou qui vous ont ému. Gardez ce carnet à proximité de votre lit, avec un petit crayon. Relisez-le de temps en temps !

④ Évitez l'ordinateur, la télé et les téléphones portables dans l'heure qui précède le coucher. Ce n'est plus le moment de se disperser : vous avez d'ailleurs déjà sûrement engrangé pas mal d'infos pendant

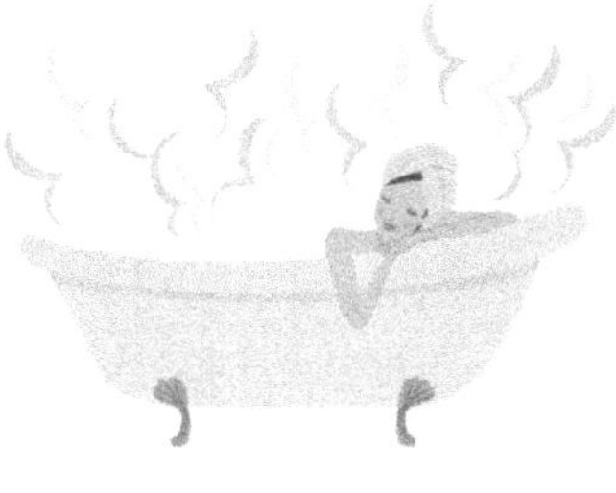

* Étude menée en mai 2005 par N. K. Manjunath et S. Telles sur l'influence du yoga et de l'ayurvéda sur 120 personnes âgées de plus de 60 ans dans le cadre d'une recherché en gériatrie.

la journée, et la lumière de ces appareils a tendance à maintenir éveillé.

⑤ Soyez régulier dans l'heure du coucher, et constant sur la durée du sommeil : routine et rythme permettent une amélioration importante du sommeil.

Et si le réveil est trop dur, le matin ?

« Lève-toi d'abord, réveille-toi ensuite ! » J'aime beaucoup cet adage que répète souvent l'une de mes profs de yoga. C'est vrai que parfois, le réveil peut être pénible, surtout l'hiver quand il fait nuit et froid dehors. Essayez d'adapter votre heure de coucher pour ne pas avoir besoin d'un réveille-matin (réglez-le tout de même au début si c'est une nouvelle habitude, pour être sûr de bien vous réveiller !). Pensez à ce qui vous motive pour vous lever : une bonne douche, l'odeur du savon, le pain du petit déjeuner, le sourire de vos enfants autour de la table...

EST-CE QUE JE RISQUE DE ME FAIRE MAL AVEC LE YOGA ?

Le yoga est une activité non violente. Il n'y a pas de mouvements répétitifs ou de chocs qui abîmeraient les articulations, par exemple. Mais quand on arrive au yoga, on a souvent derrière soi quelques traumatismes physiques, on peut avoir eu des blessures ou souffrir de maladies chroniques, ou bien encore se remettre d'une opération. Le principe de non-violence et d'écoute de soi est à prendre très au sérieux pour faire du yoga sans se faire mal et sans aggraver une situation préexistante. Tel est l'état d'esprit yoga : tout est dans la modération !

Comment éviter de se blesser

J'écoute mon corps : je fais la différence entre inconfort et douleur

Le yoga n'est pas une compétition. Il n'y a pas de Jeux olympiques du yoga, vous ne gagnerez aucune médaille à la fin du cours, alors pas question de forcer plus que de raison pour arriver à faire telle ou telle pose. Quand vous pratiquez le yoga, vous le faites avant tout et uniquement pour vous, votre bien-être, votre corps. Écoute de soi et non-violence sont deux principes essentiels en yoga. Ça peut paraître évident, mais dans la pratique, on se sent parfois obligé de réaliser telle posture demandée par le professeur, ou parce que son voisin de tapis la réussit, lui. Il n'y a pas de mal à essayer de repousser ses limites, mais à condition d'être attentif à soi-même et à son corps, à ses sensations. Certaines postures représentent de véritables défis physiques et mentaux : des postures impressionnantes, qui sollicitent toute notre concentration. Il faut doser son effort et connaître ses limites, mais il n'y a aucune raison que le yoga soit douloureux. Il faut apprendre à distinguer inconfort et douleur :

- **Inconfort :** certaines postures ne sont pas naturelles, elles surprennent, on est mal à l'aise, c'est désagréable et surprenant, mais ce n'est pas douloureux.
- **Douleur :** elle est souvent vive et localisée à un point précis. C'est le signe qu'il faut arrêter, sortir de la posture et se reposer.

Le yoga permet d'apprendre à s'écouter et à être capable de s'adapter. C'est dans ce cadre seulement que les blessures seront évitées. Il est capital d'écouter son corps pour ne pas se faire mal.

**AU DÉBUT DU COURS,
JE « SCANNE » MON CORPS**

Au début de chaque cours, quand vous êtes au calme dans une posture, prenez le temps de ressentir et de « scanner » chaque partie de votre corps. Où sont les tensions ? Quelles sont les zones où vous ressentez des picotements, une sensation désagréable, des tensions ? Au fil de la séance, restez à l'écoute de votre corps et demandez-vous ce dont il a besoin, et non ce que votre tête vous dit de faire. Parfois, il est tentant d'essayer une posture compliquée : « Je veux montrer que je peux le faire ! » C'est souvent dans ces cas-là que les blessures arrivent.

Et si je suis déjà blessé ?

On peut faire du yoga tout en étant blessé, mais en prenant beaucoup de précautions. Demandez conseil à votre médecin et une autorisation de pratiquer le yoga si vous souffrez de douleurs cervicales, de lombalgies, de sciatiques, de scoliose, de maladies articulaires, d'un torticolis, etc. Prévenez toujours le professeur de yoga au début du cours afin qu'il puisse proposer des ajustements et modifications des postures pendant la séance. Si bouger est trop douloureux, restez immobile, au repos : les exercices de respiration et de méditation vous permettront toujours de profiter des effets bénéfiques du yoga.

PUIS-JE ESPÉRER UN MIRACLE AVEC LE YOGA ?

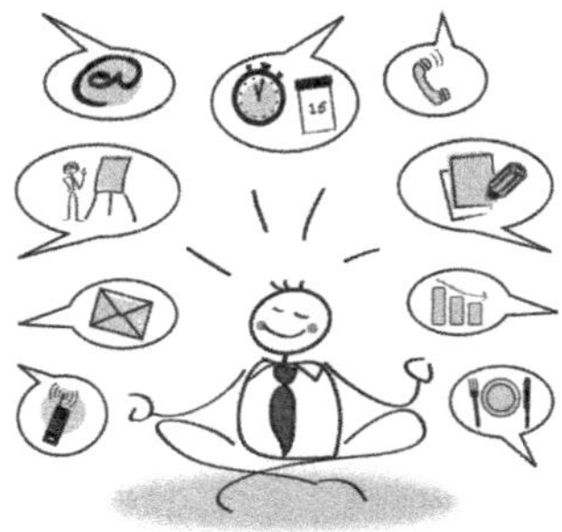

Est-ce que le yoga est la solution instantanée à tous nos problèmes physiques et psychologiques ? Adieu le stress, les insomnies, les maux de ventre, et bonjour esprit apaisé, bonheur dans l'instant présent ? C'est hélas trop beau pour être vrai. Le yoga est une discipline, il faut dérouler son tapis régulièrement, et pendant des semaines, des mois pour profiter vraiment des bénéfices. Les changements sont à la clé, mais il faut le vouloir, le pratiquer. Êtes-vous prêt pour ce voyage ? Avant d'aborder concrètement le yoga, voici un test qui vous permettra de savoir où vous en êtes.

Test : Suis-je prêt pour le yoga ?

Que ressentez-vous à la fin de ce premier chapitre ? Vous sentez-vous prêt pour le yoga ? Faites ce test qui déterminera votre niveau de motivation et votre « profil de yogi ».

Que vous évoque la salutation au soleil ?

- ★ Un rituel pratiqué par une tribu exotique.
- ◆ Un moyen de s'échauffer au yoga.
- ▲ Une méditation en mouvement.

Vous arrivez chez le médecin et il y a une dizaine de personnes devant vous.

- ▲ Ça vous crispe, et vous vérifiez que personne ne vous passe devant.
- ★ C'est le moment d'actualiser vos infos people.
- ◆ Vous n'aimez pas trop rester assis longtemps, ça vous démange de bouger !

Ce qui a priori vous fait le plus peur dans le yoga…

- ▲ Avoir l'air ridicule et être le moins souple de la classe.
- ◆ Vous ennuyer et/ou ne pas arriver à déconnecter.
- ★ Que ce soit « bizarre ».

Vous rencontrez quelqu'un lors d'une soirée avec qui vous ne partagez pas du tout les mêmes opinions. Comment réagissez-vous ?

- ▲ Vous vous braquez et restez sur votre position : vous savez que vous avez raison ! Au bout de quelques minutes, vous sentez que vous perdez patience.
- ★ Vous aimez les joutes verbales, mais lâchez assez rapidement l'affaire car vous trouvez la personne trop butée (et peut-être vous aussi…).
- ◆ Vous cherchez le conflit et défendez votre opinion. Ça vous amuse !

Sur une île déserte, qu'est-ce que vous emportez ?

- ▲ Deux grosses valises remplies de vêtements, un téléphone portable, une tente ?
- ◆ Des bonnes chaussures de marche et un chapeau.
- ★ Un hamac, un maillot de bain et des livres (et de la crème antimoustiques).

À la fin d'un cours, le prof lit un passage d'un livre de yoga sur l'abstinence...

- ◆ Ça vous laisse relativement indifférent.
- ▲ Vous êtes curieux et allez discuter avec le prof à la fin du cours.
- ★ Vous changez de cours de yoga.

Que faites-vous de votre temps libre ?

- ▲ Le temps libre ? Vous ne connaissez pas, vous êtes tout le temps débordé et n'avez pas beaucoup de temps pour vous.
- ◆ Vous faites du sport : du vélo, de la natation, de la randonnée...
- ★ Un ciné, une soirée télé, un apéro entre amis : vous aimez les choses simples et sympas !

Au boulot, votre chef vous demande de faire une présentation devant une centaine de personnes.

- ★ Vous acceptez et verrez bien à la dernière minute comment ça va se passer.
- ▲ Le jour J, vous êtes très bien préparé, mais vous êtes surtout très anxieux.
- ◆ Le jour J, vous vous sentez prêt à foncer !

On vous propose deux semaines de retraite de yoga à Bali. Vous pouvez choisir deux autres options de découverte...

- ▲ Méditation et bien-être.
- ★ Gastronomie et shopping.
- ◆ Trekking et plongée sous-marine.

Prochain club de lecture sur le thème du bien-être et du développement personnel, quel livre vous tente le plus ?

- ★ *Lady Yoga en posture critique*, un roman sur les déboires d'une prof de yoga en Californie.
- ▲ *Conseils d'amie pour des temps difficiles*, un livre sur comment rebondir en cas de coups durs écrit par une moine bouddhiste.
- ◆ *Né pour courir*, un livre sur le dépassement physique écrit par un marathonien qui court... pieds nus !

Réponses : quel est votre profil yogique ?

Maximum de (▲). Vous êtes d'un naturel soucieux... et vous voulez que ça change ! Vous n'êtes pas sûr d'avoir le temps de faire de la place pour le yoga, votre emploi du temps est déjà bien serré. Et pourtant, vous sentez bien que dans votre vie, vous aspirez à des choses positives, de la détente et du bien-être. Changer ses habitudes prend du temps et avoir envie de faire du yoga est déjà bon signe ! La vie s'emballe parfois peut-être un peu trop rapidement et vous seul pouvez ralentir. Vous êtes prêt pour le yoga : faites-lui de la place !

Le yoga qui vous conviendrait le mieux : hatha-yoga, yin yoga ou « restorative » yoga (voir p. 43 à 45).

Maximum de (★). Vous êtes curieux... mais un peu sceptique ! Le yoga vous fait envie, sinon vous n'auriez pas ce livre entre les mains, mais vous vous demandez si ce n'est pas un peu trop hippie, bizarre, décalé. Est-ce que vous êtes vraiment fait pour ça : pas très souple, pas super-sportif ? Le yoga est le lieu du non-jugement : commencez avec vous-même, allez-y la tête haute et le cœur doux, le yoga va vous surprendre. Vous n'aurez pas à allumer des bâtons d'encens en chantant des phrases incompréhensibles. Le yoga va vous aider à repousser vos limites physiques et vos barrières mentales.

Le yoga qui vous conviendrait le mieux : vinyasa, hatha-yoga (voir p. 43 et 44).

Maximum de (◆). Vous aimez bouger... mais le yoga vous semble trop mou. Vous êtes déjà très actif, faites beaucoup de sport. Le yoga vous intrigue pour de nombreuses raisons, mais vous avez peur de vous y ennuyer, que ce soit trop facile, ou trop passif. Pourtant, certains cours et certains styles peuvent être très exigeants physiquement. Mais le yoga ne comprend pas uniquement une dimension physique, c'est une discipline globale qui procure l'équilibre à la fois du corps et de l'esprit : laissez-vous tenter par cette nouvelle approche.

Le yoga qui vous conviendrait le mieux : ashtanga, vinyasa yoga (voir p. 43 et 44).

2

JE ME LANCE !

Chapitre 2

Je me lance !

Étape par étape, au fil de ce chapitre, vous allez oser :
- trouver un cours adapté à vos envies ;
- vous procurer le matériel adéquat ;
- vous motiver (ce n'est pas le moment de flancher une fois que vous avez acheté votre collant supermoulant).

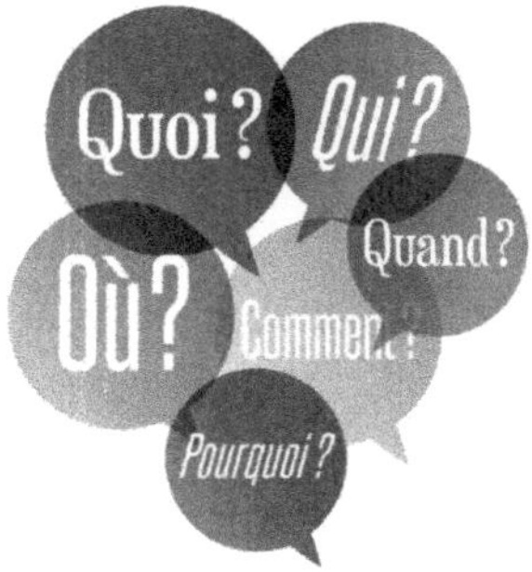

À la fin de ce chapitre, vous serez fin prêt pour assister à votre premier cours de yoga. C'est parti !

ÉTAPE 1 : JE TROUVE LE BON COURS DE YOGA

Choisir le studio qui me convient

Pour choisir le bon studio, l'un des critères les plus importants selon moi est : « Vais-je avoir envie d'y retourner ? » À vous de déterminer vos préférences ; voici quelques questions pour vous y aider :
- **Confort :** Y a-t-il des douches ? Les vestiaires sont-ils mixtes ? Le studio prête-t-il des tapis ?

- **Proximité :** Est-ce suffisamment près de chez moi ? Difficile de se motiver si l'on doit faire une heure de route ou prendre trois bus et deux métros, surtout tard le soir ou tôt le matin.
- **Prix :** De nombreux studios proposent des cours d'essai moins chers que les cours réguliers. Certains proposent même une semaine ou dix jours d'essai, avec une formule de cours illimités. Parfait pour tester différents cours et différents professeurs !
- **Niveau des classes :** Y a-t-il des classes pour débutants ?

FAIRE DU YOGA DANS UN CLUB DE GYM, C'EST MALIN ?

Les cours ont souvent un côté plus physique que spirituel, mais l'avantage, c'est que vous avez aussi accès à tous les autres cours du club de gym.

Choisir le cours adapté pour moi

Si vous avez déjà regardé le planning d'un studio de yoga, vous vous êtes sûrement demandé ce que tous ces noms signifiaient. Les styles de yoga sont très nombreux, et ils sont un peu comme les modes : il y en a des nouveaux à chaque saison.

Voici quelques styles parmi les plus courants :

- **Acroyoga** : yoga de voltige à pratiquer à deux.
  ☺ Si vous aimez le cirque ! L'acroyoga a un côté ludique, un peu comme du rock acrobatique.
  ☹ Si vous n'aimez pas le contact physique.

- **Ashtanga :** yoga fluide et dynamique où les postures s'enchaînent rapidement et montent graduellement en difficulté.
  ☺ Si vous êtes en grande forme physique et que vous êtes prêt à vous investir dans une pratique exigeante.
  ☹ Si vous avez des blessures aux articulations du genou ou des poignets, qui sont très sollicités dans l'ashtanga.

- **Bikram :** yoga dans une salle chauffée à 40 °C où une série de 26 postures s'enchaînent.
  ☺ Si vous aimez transpirer.
  ☹ Si vous n'avez pas envie de bouger en maillot de bain dans un endroit chaud et humide.

- **Hatha :** yoga doux où les postures sont tenues longuement et où une période de repos est prévue entre chacune d'elles. À l'origine, tous les styles de yoga sont du « hatha-yoga », qui désigne de façon générale la partie physique du yoga ; aujourd'hui, ce terme désigne plus spécifiquement cette forme douce de yoga.
  ☺ Si vous débutez dans le yoga, le hatha vous donnera d'excellentes bases.
  ☹ Si vous avez envie de bouger et de vous dépenser.

- **Iyengar :** yoga exigeant et précis qui insiste beaucoup sur l'alignement des diverses parties du corps dans l'espace. De nombreux accessoires (sangles, chaises, couvertures…) sont utilisés pour le rendre accessible à tous les niveaux.
  ☺ Si vous avez des blessures, ce yoga est lent et précautionneux.
  ☹ Si vous aimez bouger librement.

- **Kundalini** : yoga qui inclut méditation, chants et postures pour réveiller son énergie.
  ☺ Si vous aimez les expériences instinctives.
  ☹ Si vous êtes terre à terre et que le côté spirituel du yoga vous fait un peu peur.

- **Mysore** : yoga ashtanga très exigeant, pratiqué en groupe de bon matin.
  ☺ Si vous avez envie de progresser, les professeurs dans ces classes donnent souvent beaucoup d'attention à chaque élève.
  ☹ Si vous lever tôt le matin six jours par semaine est impossible.

- **Prénatal** : yoga avec des postures bénéfiques à la grossesse et à la préparation de l'accouchement.
  ☺ Une méthode naturelle pour vous préparer à cet événement, entourée d'autres futures mamans.
  ☹ Si vous pratiquez le yoga depuis longtemps, vous pouvez avoir envie de continuer dans un cours classique, au sein de votre groupe habituel, plutôt que dans une classe spécifique.

- **Restorative** : yoga calme pour reposer profondément le système nerveux.
  ☺ Si vous avez besoin de vous reposer, de retrouver de la quiétude et de calmer la nervosité.
  ☹ Si vous avez un bon niveau d'énergie et que vous avez envie de vous dépenser.

- **Vinyasa** : yoga où les postures sont enchaînées au cours d'un flot, l'attention étant portée sur les transitions entre les postures.

☺ Si vous aimez bouger gracieusement, ce yoga ressemble à une chorégraphie de danse.
☹ Si vous débutez et que vous ne connaissez pas bien les postures, le vinyasa peut vous sembler un peu trop rapide.

- **Yin yoga :** yoga où les postures d'étirement sont maintenues longtemps afin de bénéficier d'effets profonds.
  ☺ Si vous cherchez à améliorer votre souplesse.
  ☹ Si votre niveau d'énergie est élevé et que vous cherchez quelque chose de dynamique.

QU'EST-CE QU'UN BON PROF DE YOGA?

Trouver un bon cours de yoga, c'est aussi et surtout trouver un bon prof, autrement dit un prof qui nous correspond, avec lequel on se sent à l'aise. Dans certains textes de yoga, on peut lire que le professeur est un « guru ». Le mot peut faire peur, car il rappelle les sectes, mais en sanskrit, guru signifie simplement « professeur » : celui qui dissipe l'obscurité et révèle la lumière.

QU'EST-CE QUE L'ALIGNEMENT DANS LE YOGA?

On entend souvent dans le yoga qu'il faut « être aligné », et certaines écoles de yoga insistent beaucoup sur l'importance de l'alignement. Les postures fonctionnent selon une certaine architecture qu'il convient de respecter pour ne pas se blesser. Par exemple, dans la posture du guerrier, il faut plier le genou suffisamment pour qu'il soit aligné au-dessus de la cheville, c'est-à-dire que la jambe forme un angle à 90°.

ÉTAPE 2 : JE CONSTITUE MON NÉCESSAIRE DE SURVIE YOGIQUE

Bonne nouvelle : la pratique du yoga ne nécessite pas un investissement vestimentaire de fond. Il se pratique pieds nus, donc pas de baskets à acheter et – je dis ça comme ça – une tenue de yoga ressemble un peu à un pyjama… Si le studio où vous allez prête des tapis, vous n'aurez a priori rien à acheter pour débuter cette nouvelle activité !

Ma tenue de yoga

- **Un pantalon :** de préférence moulant, mais faites attention à ce qu'il ne comprime pas la taille. Ceux à taille haute sont très confortables. Vous pouvez aussi opter pour des pantalons dont le bas se resserre à la cheville. De cette façon, les jambes du pantalon ne glisseront pas en permanence. Que le pantalon soit court ou long, c'est selon votre tolérance à la température dans la salle.
- **Un tee-shirt ou un débardeur :** de préférence moulant, là encore c'est plus pratique quand on se retrouve la tête en bas, car le tee-shirt ne se déroule pas !
- Laissez vos **chaussettes** et **chaussures** au vestiaire, le yoga se pratique souvent pieds nus, en contact avec le sol. Si vous êtes frileux, gardez les chaussettes à portée de main (ou de pied) pour la fin du cours, généralement dédiée à la relaxation.

Mon tapis

Les studios proposent souvent la location ou le prêt de tapis (mais c'est plus souvent payant). Mais peut-être préférerez-vous avoir le vôtre pour des questions d'odeur et d'hygiène.

Voici donc quelques aspects à prendre en considération dans le choix du tapis :

- **L'épaisseur :** plus il est épais, plus il sera confortable (quand on pose le genou par terre, par exemple), mais il peut aussi être plus glissant. Un tapis glissant, c'est parfait pour certaines postures, mais dans d'autres cas, si on bouge beaucoup, ça peut vite devenir agaçant. Prévoir une serviette pour une bonne adhérence.
- **La légèreté et la maniabilité :** choisissez un tapis léger et maniable si vous devez le transporter depuis chez vous jusqu'au studio de yoga. Par contre, si vous pouvez le stocker directement au studio, c'est moins important.
- **La matière :** les marques de yoga ont bien compris que l'apprenti yogi préfère acheter un tapis bio et en matière recyclée plutôt qu'un tapis en plastique. Certains tapis ont un revêtement antidérapant, qui peut parfois être un peu trop rugueux.
- **Le prix :** certains tapis coûtent près de 70 euros ! Si vous prévoyez de pratiquer souvent le yoga, choisissez un tapis de qualité qui durera longtemps. On trouve aussi des premiers prix dans les magasins de sport.
- **L'usage :** si vous n'utilisez votre tapis qu'une fois par mois, prenez-en un léger, facile à transporter, pas trop cher.

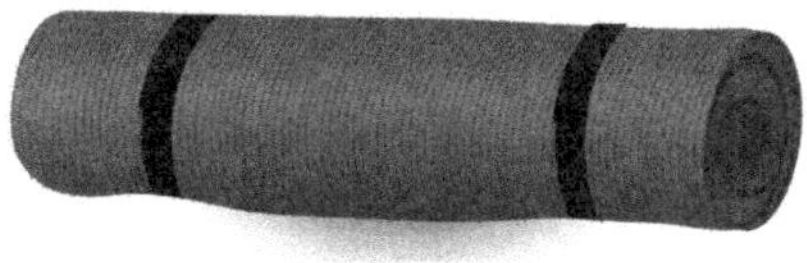

MA RECETTE DE SPRAY NETTOYANT MAISON SPÉCIAL TAPIS DE YOGA

Dans une bouteille en verre teinté (pour que l'huile ne devienne pas rance), versez successivement puis mélangez :

- 1 dose d'huile essentielle d'hamamélis (désinfectant) ;
- 2 doses d'eau ;
- 5 à 10 gouttes d'huile essentielle de Tea Tree (antibactérien) ;
- 2 à 3 gouttes d'huile essentielle au choix : eucalyptus, vanille, patchouli (pour parfumer).

Mon matériel pour plus de confort

La plupart des studios fournissent ce type de matériel, très utile quand on débute et qu'on manque de souplesse :

- **Une sangle :** elle permet d'attraper votre main ou votre pied dans certaines postures. Parfait quand on débute.
- **Un ou deux blocs :** pour s'asseoir ou pour aider à atteindre le sol dans certaines postures. N'ayez pas peur de l'utiliser et ne vous dites pas que vous êtes nul si vous avez besoin de cet accessoire très pratique.
- Dans votre sac, prenez selon vos envies de confort et de bien-être :
- **une serviette de tapis de yoga** à placer sur le tapis pour que les paumes des mains ne glissent pas, ou pour s'essuyer quand on transpire ;
- **un petit coussin pour les yeux :** ça n'a l'air de rien, mais cet accessoire peut transformer *savasana* (la posture de relaxation

finale, allongé sur le dos) en véritable moment de délassement et de détente. Ces coussins sont remplis de billes ou parfois de noyaux de cerises ;
- **une bouteille d'eau :** le yoga fait transpirer, il faut donc bien boire pour compenser la perte d'eau.

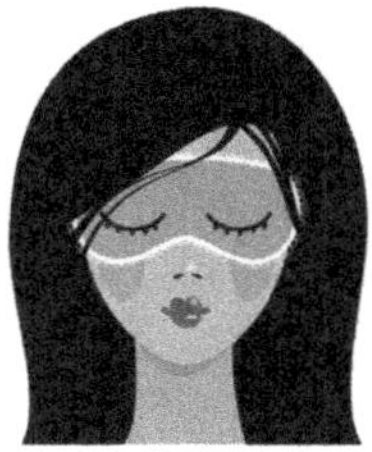

ÉTAPE 3 : JE ME MOTIVE

Débuter une nouvelle activité peut être intimidant. La bonne nouvelle avec le yoga, c'est qu'il n'y a pas de jugement : le yoga, c'est pour tout le monde, à n'importe quel âge, dans n'importe quelle forme physique. Et puis de toute façon, dans les cours de yoga, on a les yeux fermés...

3 manières de me motiver à aller en cours

1. Le plaisir

Aimer ce qu'on fait est la principale source de motivation. Je fais du yoga pour me faire plaisir, c'est là l'essentiel.

2. Se fixer un objectif... et le tenir

Qu'est-ce que je cherche en faisant du yoga ? Est-ce que je veux me relaxer ? Maigrir ? Me sentir mieux dans ma peau ? Être plus souple ? Me muscler ? Formuler 1 ou 2 objectifs clairs permet de se motiver à retourner en cours. Les objectifs peuvent évoluer, changer au fil des mois, au fur et à mesure que vous progressez. Utilisez là encore votre petit carnet de route du yoga pour savoir où vous en êtes ! Voyez au fil des semaines et des mois si vos objectifs ont changé.

3. Ne pas trop se poser de questions... et s'y mettre !

« Si je vais au yoga à 18 heures, ça veut dire que je dois sortir à telle heure du boulot, il ne faut que j'oublie mon sac, et il faut absolument que je prenne mon déo ; après, je dois me dépêcher pour rejoindre mes amis à la soirée... » C'est tellement facile de se lancer dans des petites histoires mentales, elles sont interminables – et souvent sans grand intérêt. Cette agitation mentale est précisément ce qu'on vise à neutraliser par la pratique du yoga. Pour me motiver à aller en cours, je n'y pense pas vraiment, j'y vais, et puis c'est tout !

ÉTAPE 4 : J'ASSISTE À MON PREMIER COURS !

Comment se passe un cours ?

En fonction des styles et des professeurs, une séance de yoga peut varier d'un cours à l'autre, mais elle s'organise souvent de la sorte :

- Une **relaxation** en début de cours : c'est le moment de se poser sur son tapis, de calmer le jeu, de prendre le temps de faire une coupure dans la journée. Se dire : « Ça y est, j'ai une heure de yoga rien que pour moi. »

- Des **échauffements** : le rythme commence à s'accélérer, cette phase passe souvent par des salutations au soleil, l'échauffement du yoga par excellence.
- Diverses **postures** qui peuvent varier à chaque cours, et qui seront à adapter selon votre niveau d'énergie, au jour le jour.
- Les **étirements** : vers la fin du cours, le rythme se ralentit, on revient souvent sur le dos ou assis pour s'étirer.
- **Relaxation** finale, voire **méditation** pour terminer.

OM ET *NAMASTE*

Certains cours commencent et se terminent par le son « *om* » (parfois écrit « *aum* ») que le professeur et les élèvent chantent ensemble. Ce son résonne dans la gorge et le haut du corps, et procure un effet apaisant. Le sens du son « *om* » est riche de symboles et d'interprétations, on peut le voir aussi tout simplement comme une façon de se mettre à l'unisson du groupe : on est seul sur son tapis et pourtant au beau milieu d'un cours avec d'autres personnes, que l'on soit 4 ou 50 dans la salle. Certains professeurs terminent le cours par une intention, un message positif, et parfois disent un *shanti* (qui signifie « paix » en sanskrit), ou *namaste* (« je te salue » en sanskrit).

ÉTAPE 5 : J'Y RETOURNE !

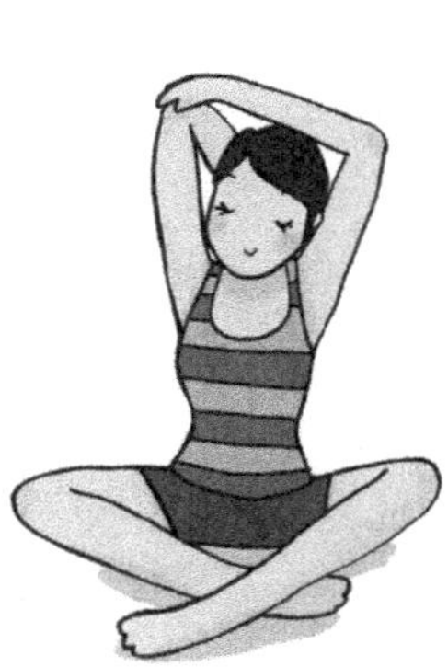

Le premier cours de yoga peut être impressionnant, intriguant voire parfois décevant. Il peut y avoir plusieurs raison à cela :

- J'étais au fond de la classe et tout le monde était nettement plus doué que moi, le prof ne m'a pas remarqué, je n'y arriverai jamais !
- J'ai eu des tonnes de courbatures pendant les trois jours qui ont suivi.
- Je n'ai rien compris, il y avait des mots en sanskrit, ça allait trop vite...
- J'ai trouvé ça dur de me relaxer, je pensais à plein de choses et, en sortant, je ne me suis pas senti mieux qu'avant.

➔ **Mes conseils :**

- **Ne vous découragez pas !** Vous avez déjà fait beaucoup en allant à un premier cours. Vous avez franchi un premier cap.
- **Le yoga prend du temps,** les effets se diffusent lentement, ça ne va pas changer immédiatement.
- **Le yoga peut parfois sembler « bizarre » et un peu ésotérique.** Il faut se prêter au jeu, c'est un nouvel univers, et parfois en chantant « ommm » la première fois, on a juste envie de rigoler, mais acceptez de partir à la découverte de l'inconnu !
- **Chaque jour est différent,** ne vous jugez pas trop vite, et ne vous blâmez pas d'être « nul ». Vous ressentirez sans doute le cours suivant de manière totalement différente. Parfois, ce n'est juste pas le bon moment.
- Est-ce que vous êtes allé dans le bon cours ? Peut-être que le style n'était pas adapté, ou que ça pourrait mieux coller avec un autre prof. Retentez un cours différent !

3

DÉBUTER LE YOGA EN 5 MINUTES PAR JOUR

Chapitre 3

Débuter le yoga en 5 minutes par jour

Trêve de blabla, c'est l'heure de commencer le yoga ! Ces 21 exercices ont été imaginés pour être pratiqués en 5 minutes par jour, pendant 21 jours. Chaque exercice est progressif et met en jeu aussi bien la respiration que la posture physique ou la dimension plus philosophique que recèle le yoga.

Lancez-vous !

① Créez votre espace yoga chez vous ou même au travail.
② Choisissez un horaire adapté à tous les jours de la semaine : tôt le matin pour certains, le soir pour d'autres. Les personnes avec un emploi du temps plus flexible peuvent aussi choisir de régler leur alarme « yoga » à 15 h par exemple !

BON À SAVOIR !

La posture du jour peut se pratiquer indépendamment de celle de la veille et du lendemain, mais, si vous avez un peu plus de 5 minutes, enchaînez les postures des jours précédents en incluant la nouvelle. Vous aurez ainsi votre propre séquence de yoga.

	Semaine 1 Quelques bases pour commencer	Semaine 2 Exercices au sol	Semaine 3 Exercices debout
Respiration	Respiration simple et respiration abdominale	La respiration *Ujayi*	La respiration alternée (alternative : rétention) parler des mudras
Présence	Montagne	Torsion au sol	Guerrier 1
Mouvement	Chat/Vache	Croissant/ Demi-écart	Guerrier 2/ Inversé
Muscle	Chaise	Cobra	Guerrier 3 (déséquilibre)
Souplesse	Flexion avant debout	Exercice pour les jambes	Flexion avant, debout écartées
Espace	Le chien la tête en bas	Pont	Triangle
Écoute	Écoute : l'enfant	Pigeon	*Savasana*

SEMAINE 1 : QUELQUES BASES POUR COMMENCER

1. Respirez, c'est l'heure du yoga

Pourquoi ?

Il n'y a rien de plus spontané et naturel que la respiration. Commençons ces 5 minutes de yoga par cette évidence, auquelle on ne prête souvent pas assez attention. Car avec le yoga, la respiration devient un outil important : c'est ce qui nous permet de rester présent, attentif à ce qui se passe. Alors commençons par observer notre respiration. L'observation de sa qualité est un premier pas fondamental vers le yoga.

En pratique

Asseyez-vous sur une chaise, ou par terre sur un coussin. Grandissez-vous : allongez l'arrière de la tête vers le ciel. En même temps, laissez vos épaules tomber et roulez-les gentiment vers l'arrière pour ouvrir la poitrine. Les mains sont posées sur les cuisses, les paumes tournées vers vos cuisses ou le ciel. Vous sentez la lourdeur du bassin s'ancrer dans le sol à mesure que votre tête s'élève vers le haut. Dans cette posture assise, remarquez comment vous respirez. Vous pouvez fermer les yeux ou les garder entrouverts, le regard doux, posé devant vous.

Commencez simplement par remarquer votre inspiration, puis votre expiration. La respiration au yoga se fait par le nez, sauf indication contraire.

À mesure que vous respirez, remarquez aussi si votre corps bouge au fil de la respiration. Est-ce que votre poitrine s'étend ? Est-ce que votre ventre se gonfle ? Sentez-vous la chaleur de la respiration à travers les narines ?

Après quelques respirations, vérifiez si les traits de votre visage sont détendus : l'espace entre les sourcils est relâché, la mâchoire est détendue.

Reprenez la respiration. Observez cette fois si vos inspirations et vos expirations sont de la même durée. Vous remarquez aussi peut-être un court instant de suspension entre l'inspiration et l'expiration.

➔ **POUR ALLER PLUS LOIN :** Après avoir passé du temps à observer votre respiration, invitez des inspirations et des expirations plus longues : vous pouvez compter 4 temps sur l'inspiration et 4 temps sur l'expiration. Puis 6 temps et 6 temps. Et même 8 temps et 8 temps. À chaque fois, remarquez le temps de suspension entre l'inspiration et l'expiration.

Variante : la respiration abdominale, parfaite pour calmer les maux de ventre et le stress.

Placez une main sur votre abdomen. À l'inspiration, laissez le ventre se gonfler, la main se soulever. À l'expiration, le nombril se rapproche de la colonne vertébrale, le ventre se dégonfle. Sentez les mouvements de l'abdomen soulever et abaisser votre main. Cette respiration abdominale est un exercice à emporter avec soi pendant la journée quand on sent que le stress monte. C'est déstressant, on laisse l'intérieur du ventre se dénouer.

C'est le prof qui le dit : En cours de yoga, le prof dit parfois « respirez là où ça bloque » ou bien encore « envoyez votre respiration vers ____ » *compléter par n'importe quelle partie du corps.* Mais qu'est-ce que ça veut dire ? Cette façon de parler est une façon de visualiser la diffusion de la respiration dans tout le corps, comme une façon d'envoyer de l'énergie dans des endroits auxquels on ne prête pas parfois assez attention.

Comment s'appelle cet exercice en sanskrit : *Pranayama.* Les exercices de respiration en yoga s'appellent le *pranayama.* Le « *prana* » peut se traduire par « respiration » ou « énergie vitale ». La respiration symbolise cette énergie vitale, ce flux constant qui nous anime.

2. Être présent : bien se tenir debout

Pourquoi ?

Au yoga, se tenir debout est une posture à part entière, on appelle ça « la montagne », « *Tadasana* » en sanskrit. Adopter une posture debout solide a un impact dans la vie de tous les jours : quand on se tient bien debout, on est présent, on est ancré. Et puis ça permet aussi très concrètement d'atténuer des maux de dos si on a pris la mauvaise habitude de se tenir de façon déséquilibrée, sur une seule jambe ou en recourbant le haut du dos (c'est la posture dite du « téléphone portable »). Adopter une meilleure posture du corps aura enfin un impact sur le moral : avec une posture plus solide, plus ouverte, on prend petit à petit confiance en soi. C'est la magie du yoga qui s'instille dans les détails du quotidien...

En pratique

Mettez-vous debout.

Vérifiez votre posture en commençant par scanner votre corps par en bas : les pieds ! Écartez vos pieds de la largeur de vos hanches, les orteils pointent vers l'avant. Répartissez le poids de votre corps de façon égale, sur les deux jambes. Pour y arriver, vous pouvez vous pencher d'un côté, puis de l'autre, puis équilibrez l'ensemble. Les jambes sont tendues, mais pas « trop » : ne bloquez pas vos genoux. On remonte le scanner de la position debout : après les genoux, on arrive aux hanches. Elles sont positionnées au-dessus des genoux. Vos pieds, vos jambes, le bassin sont ancrés dans le sol : c'est votre base, elle est solide.

Le bas du dos est naturellement cambré, ne forcez ni dans un sens (trop cambré) ni dans l'autre (ne pas « aplatir » le bas du dos). Le ventre est légèrement rentré, engagé, nombril vers la colonne vertébrale, mais là encore, dans une certaine souplesse. Les épaules sont loin des oreilles, elles sont légèrement roulées vers l'arrière, les bras sont ouverts, ouvrez vos mains, sentez l'espace entre vos doigts. Respirez.

Les traits du visage sont relâchés : vous pouvez même sourire, oui, c'est autorisé ! Vous pouvez soit fermer les yeux, soit les garder les ouverts, le regard doux, droit devant vous. À nouveau, roulez les épaules vers l'arrière. Le haut du corps est dans l'ouverture, votre cœur est vers le ciel. La nuque se grandit aussi vers le ciel.

Respirez dans cette posture debout, accueillez les inspirations et les expirations, les mouvements du corps qui l'accompagnent. Vos jambes sont stables, ancrées, mais le corps n'est pas rigide. La posture debout, comme beaucoup de postures de yoga, est à la fois immobile et fluide ; le yoga est un jeu constant d'équilibre.

ASTUCE RELAX

Pendant la journée, vérifiez si les traits de votre visage sont relâchés. Pour y arriver, faites une grimace : concentrez tous les muscles du visage vers le nez, serrez, serrez, puis relâchez. Desserrez les dents, faites aller la mâchoire de droite à gauche. Et souriez !

Comment s'appelle cette posture en sanskrit : *Tadasana.*

3. En mouvement : le chat et la vache

Pourquoi ?

Un des clichés du yoga consiste à considérer que c'est une activité qui prône l'immobilité absolue. Or le yoga, c'est du mouvement ! Même dans le simple fait de respirer, le corps bouge, très légèrement, au rythme de « l'énergie vitale ». Ce qui différencie le yoga de la gymnastique, c'est l'attention qui est portée à ces mouvements et leur connexion avec la respiration (et le fait que dans le yoga, on n'est pas là pour gagner la médaille d'or de la compétition de yoga !) Allier les mouvements à la respiration peut sembler compliqué quand on débute le yoga. Commençons par un exercice simple que vous avez peut-être fait en étant enfant : le chat et la vache, aussi appelé dos rond, dos creux, en l'alliant avec la respiration.

En pratique

Commencez cette posture à quatre-pattes (le nom officiel de cette posture de yoga est « la table »). Les épaules sont au-dessus des poignets, et le bassin est au-dessus des genoux. Les bras sont tendus, mais les coudes ne sont pas bloqués. Avant de commencer : respirez ! C'est le mantra de cette semaine : res-pi-rez !

Attendez votre prochaine inspiration pour creuser le dos, amenez votre nombril en direction du sol, tandis que la nuque s'allonge sans « casser le cou », et le regard se dirige vers le ciel.

Attendez votre prochaine expiration pour recourber le dos dans l'autre sens, aspirez le nombril vers la colonne vertébrale, le menton se rapproche de la poitrine. Ressentez l'espace entre les omoplates se créer.

À l'inspiration suivante, reprenez la posture de la vache (dos creux), utilisez toute l'inspiration pour bouger chaque vertèbre jusqu'à la nuque ; à l'expiration suivante prenez la posture du chat (dos rond).

Allez à votre rythme, ou plutôt au rythme de votre respiration. Inspiration, dos creux, expiration, dos rond.

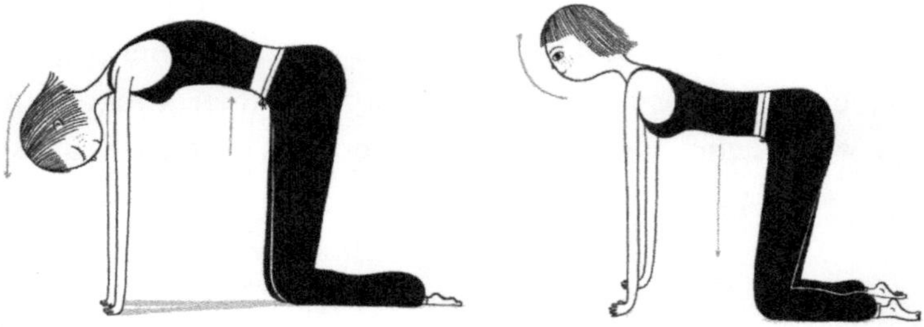

Vous pouvez varier votre point d'attention : sur le nombril (imaginez-le monter et descendre), sur l'espace entre les omoplates, ou bien encore sur la nuque. Après plusieurs respirations, reprenez une posture neutre, le dos « plat ».

Vocabulaire : un *mantra* est une petite phrase inspirante qu'on se répète à soi-même. À l'origine, les mantras avaient un pouvoir spirituel sacré !

Comment s'appellent ces postures en sanskrit : *marjaryasana* (le chat), *bitilasana* (la vache).

4. Hello les muscles : la posture de la chaise.

Pourquoi ?

Si vous vous demandez quel est le premier effet d'une séance de yoga, la réponse est souvent très terre à terre : les courbatures ! Ça fait partie des grandes découvertes du yoga : cette discipline peut révéler des muscles jusque-là complètement ignorés. Eh oui, dans cette discipline, il n'est pas seulement question de respiration, de méditation et de souplesse. Et il n'y a rien de mal à ça. Avoir un bon soutien musculaire des abdos, des jambes ou des bras participe à l'équilibre global du corps.

En pratique

Débutez cette posture debout. Vos pieds sont écartés de la largeur de vos hanches, le poids est également réparti dans les deux jambes.

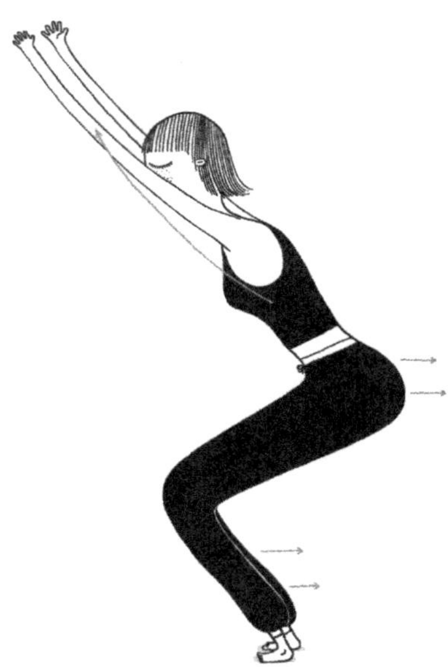

Pliez les genoux, poussez les fessiers vers l'arrière et prenez la forme d'une chaise, comme si quelqu'un pouvait s'asseoir sur vos genoux. Amenez les bras vers l'avant, le long des oreilles. Les doigts sont actifs, pas de main molle. Le regard est devant vous, la nuque suit le prolongement du dos. Une fois que vous avez trouvé la posture de la chaise, respirez.

Pouvez-vous plier un peu plus les genoux ? Amenez les tibias vers l'arrière.

Jetez un coup d'œil vers le bas : pouvez-vous voir vos orteils ? Si vous ne les voyez pas, poussez les fessiers un peu plus vers l'arrière.

Les bras sont toujours actifs. Ne lâchez rien mais continuez à respirer ! Respirez en restant dans cette posture, puis pliez-vous au-dessus de vos jambes.

Recommencez la posture de la chaise : prenez la position de la chaise sur une inspiration, restez 3 à 5 respirations, puis fondez au-dessus de vos jambes sur une expiration.

LE MOT DU JOUR : *DRICHTI*, LE REGARD

Doit-on fermer les yeux au yoga ? Si on veut ! Il n'y a pas de règle absolue. Si les yeux sont ouverts, la direction du regard (*drichti*) a son importance. Posez-vous les questions suivantes : vers où est-ce que je regarde ? Comment est-ce que je tourne mon regard ? Avec douceur, avec fermeté ? Dans les postures « énergisantes », comme la chaise, on peut parfois avoir envie de crisper les sourcils, d'adopter un regard dur. Observez votre façon de regarder dans ces postures.
Dans la posture de la chaise, le regard se porte devant soi, au loin, plutôt que vers le sol, ce qui risquerait de « casser » le cou.

Comment s'appelle cette posture en sanskrit : *utkatasana.*

5. Souplesse : la flexion avant, debout

Pourquoi ?

« Je ne suis pas souple du tout, un vrai manche à balai » est souvent la raison invoquée pour ne pas se mettre au yoga. Mais c'est pourtant le yoga qui, petit à petit, vous permettra de devenir souple. Certes, on voit des images de yogi avec les pieds derrière la tête... Tant mieux pour eux, mais ici, le but n'est pas de devenir contorsionniste. Pas pour le moment ! Devenir plus souple prend beaucoup de temps, mais l'intérêt n'est pas d'être souple en soi, mais plutôt d'apprendre à devenir souple : c'est un long cheminement de patience et d'humilité. Et puis physiquement, être plus souple, même un tout petit peu, permet d'être plus en harmonie avec son corps. Alors on y va ?

En pratique

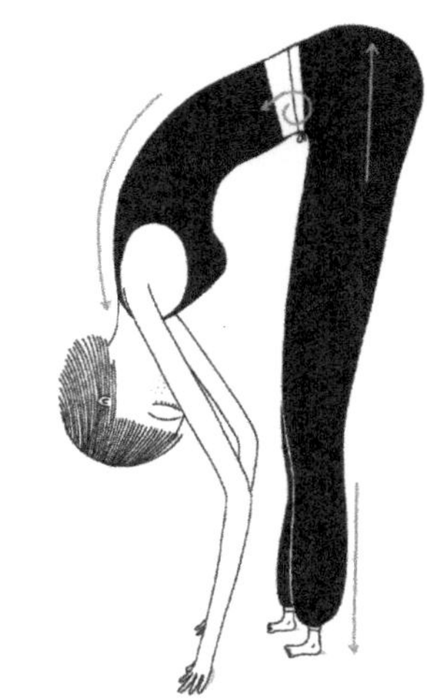

Débutez cette posture debout, la posture debout de yogi : *tadasana.*

Les pieds sont ancrés dans le sol, puis pliez votre torse au-dessus de vos jambes. Pliez les genoux, déposez votre ventre sur vos cuisses. Pliez les genoux autant que possible. Tenez un coude dans chaque main, ne gardez pas les bras dans le vide.

Une fois que vous êtes pliés en deux, plusieurs dynamiques s'opèrent : vous montez les fessiers vers le haut à mesure que vous ancrez vos pieds dans le sol.

Respirez en restant dans cette posture. Remarquez les zones de tension. Petit à petit, la nuque s'allonge vers le sol.

Après quelques respirations, relevez-vous en pliant les genoux, vertèbre après vertèbre, prenez votre temps, retrouvez la posture debout.

BON À SAVOIR !

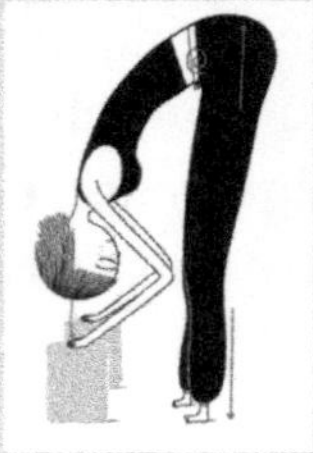

Le sol est trop loin ? Utilisez des briques spécifiques pour le yoga ! Ne laissez pas vos bras pendre dans le vide, ça mettrait trop de tension dans vos épaules.

Comment s'appelle cette posture en sanskrit : *uttanasana.*

6. Espace : le chien la tête en bas

Pourquoi ?

Les noms des postures de yoga sont un véritable bestiaire. Le chien la tête en bas est une posture qu'on retrouve dans de nombreux cours de yoga : c'est un classique ! Des années et des années sont parfois nécessaires avant que cette posture ne vous fasse le plus grand bien. Je ne cherche pas à vous décourager... mais à insister sur le lent processus du yoga. Au début, quand on se met en position du « chien la tête en bas », tout semble coincé, on se sent rétréci, c'est difficile de rester dans cette posture, d'y respirer avec aisance. C'est une posture qui combine force, souplesse, résistance. Prenez le temps d'explorer la posture.

En pratique

Démarrez la posture à quatre-pattes. Les poignets sous les épaules, les doigts écartés, les genoux sous le bassin. Attendez votre prochaine inspiration pour décoller les genoux du sol et pousser les fessiers vers le haut de la pièce et l'arrière du tapis pour former un « V inversé ».

Les bras sont tendus, la tête est entre les bras, la nuque dans le prolongement de la colonne, le regard vers le centre du tapis. Pressez toutes les articulations des doigts contre le sol, les majeurs pointent vers l'avant.

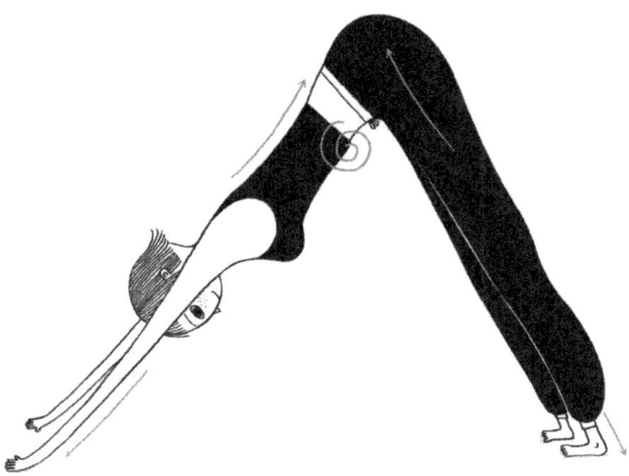

Dans cette posture, les bras poussent vers le haut, les fessiers poussent également vers le haut et l'arrière. Gardez les genoux légèrement pliés. Respirez en restant dans cette posture. Les talons cherchent à se rapprocher du sol. Les pieds sont écartés de la distance des hanches. Les orteils pointent vers l'avant.

Du mouvement dans cette posture :
Une fois dans la posture, vous pouvez :
- inspirer, plier les genoux, amener le ventre vers les cuisses, les fessiers vers l'arrière ;
- expirer, tendre progressivement les jambes, les fessiers vers le haut.

Recommencez plusieurs fois, vous pouvez aussi « pédaler » vos jambes avant de trouver de l'immobilité.

Comment s'appelle cette posture en sanskrit : *adho mukha shvanasana.*

7. Être à l'écoute : la posture de l'enfant

Pourquoi ?

Toutes les postures de yoga invitent à l'écoute : physique, émotionnelle, mentale. Dans certaines postures où on reste plus longuement, on écoute ! La posture de l'enfant est parfaite pour cela. C'est aussi une posture de refuge dans les cours de yoga, quand ça va trop vite pour nous ou qu'on souhaite faire une pause pour se recentrer, hop : la posture de l'enfant est là, à notre disposition.

En pratique

Pour la dernière posture de cette série de la première semaine, je vous invite à enchaîner, en toute conscience et en respirant à votre rythme, les postures vues pendant la semaine :

① debout, écoutez votre respiration ;
② pliez-vous en deux, par-dessus vos jambes ;
③ relevez-vous, vertèbre après vertèbre ;
④ à quatre pattes, inspirez dans la position de la vache (dos creux), expirez dans la position du chat (dos rond) ;
⑤ sur une inspiration, mettez-vous dans la position du chien la tête en bas. Restez-y pendant 5 respirations.

À la fin de la cinquième expiration, posez les genoux sur le tapis. Poussez les fessiers vers les chevilles, reposez votre torse sur les cuisses. Les bras peuvent rester étendus vers l'avant ou le long des jambes : c'est la posture de l'enfant. Respirez.

Les genoux peuvent être légèrement détachés l'un de l'autre, tant que votre torse reste posé sur les cuisses.

Une fois replié en posture de l'enfant, prenez conscience de votre respiration et du mouvement qu'elle engendre. Peut-être entendez-vous battre votre cœur ?

Vous pouvez bouger la tête vers la droite et vers la gauche pour relâcher la nuque et les traits du visage, puis trouvez une certaine immobilité.

En indiquant à votre corps que vous êtes immobile, vous donnez le signal à votre cerveau qu'il peut aussi se reposer.

À l'aide ! Si cette posture est très inconfortable, commencez par... en prendre conscience ! Si vous êtes mal à l'aise dans cette posture, c'est possible d'arranger ça : placez une couverture pliée en deux ou en quatre sur vos mollets pour rapprocher les fessiers des chevilles.

Comment s'appelle cette posture en sanskrit : *balasana.*

SEMAINE 2 : DES EXERCICES AU SOL

8. Respirez, c'est l'heure du yoga : la respiration ujjayi

Pourquoi ?

La respiration est centrale au yoga, car elle est simplement essentielle dans la vie ! Le yoga invite à cette prise de conscience : par la qualité de la respiration, on se rend compte de l'attention qu'on porte aux choses qui nous entourent. Quelle est la qualité de votre respiration ? Est-elle courte, fluide, saccadée, « humide », légère, lourde... ? La réponse importe peu, ce qui compte, c'est l'attention qu'on lui porte. La respiration *ujjayi* est souvent surnommée « la respiration de l'océan » par le bruit qu'elle fait : c'est une respiration qui a de la texture, et c'est une façon de rester concrètement à l'écoute de celle-ci.

En pratique

Asseyez-vous confortablement, sur une chaise ou en tailleur sur un coussin ou une couverture pliée en quatre. Le dos droit, le regard doux, les épaules vers l'arrière, la poitrine ouverte, observez votre respiration. Sentez l'air entrer par les narines et descendre le long de la gorge, puis ressortir par les narines.

Invitez une respiration *ujjayi*, c'est-à-dire une respiration sonore, pas trop forte, juste un peu, donnez de la texture à la respiration, comme un flux, comme une cascade qu'on entend passer par le nez, puis à l'arrière de la gorge. Amplifiez le son de votre respiration. Comptez 4 temps sur l'inspiration, puis 4 temps sur l'expiration. Petit à petit, augmentez le temps de suspension entre l'inspiration et l'expiration.

À faire en plus : Invitez cette respiration tout au long de votre pratique de yoga, au fil des postures, et pas seulement pendant le temps de l'exercice de respiration. En pratiquant la respiration *ujjayi*, vous rendez votre respiration sonore, vivante, présente, ce qui incite à rester présent dans ce que vous faites.

9. Être présent : la torsion au sol

Pourquoi ?

Les torsions dans le yoga procurent souvent beaucoup de sensations. Ce sont des postures révélatrices de tensions, et en même temps, elles sont libératrices de ces tensions. Avancez avec douceur, à l'écoute de votre corps. J'aime bien faire cette posture au début ou à la fin de ma pratique de yoga, ou même dans mon lit : c'est une posture qui détend.

En pratique

Allongez-vous sur le dos, les genoux pliés vers le ciel, les pieds sur le sol, les bras ouverts en T sur le sol de part et d'autre de votre torse. Respirez. Ressentez les parties du corps qui touchent le sol, celles qui s'ancrent dans le sol. Invitez quelques respirations, et pourquoi pas la respiration *ujjayi* qui vous aide à rester présent, ici et maintenant.

Sur une inspiration, levez vos genoux vers la poitrine, invitez un peu de mouvement : vous pouvez serrer un genou vers vous, puis l'autre. Roulez tout votre corps vers le côté droit du tapis. Levez le bras gauche vers le ciel, puis, lentement, ouvrez-le pour le déposer vers le sol : vos bras forment un T. Le visage se tourne vers le ciel ou légèrement vers la gauche. Respirez. Restez dans cette torsion pour quelques respirations. Vous pouvez visualiser la forme que prend votre colonne vertébrale. Sentez aussi l'abdomen se contracter puis se détendre au fil des respirations.

Revenez vers le centre, serrez les genoux contre vous, puis laissez-les tomber vers la gauche. Ouvrez le bras droit vers le ciel, puis jusqu'au sol. Respirez dans la torsion.

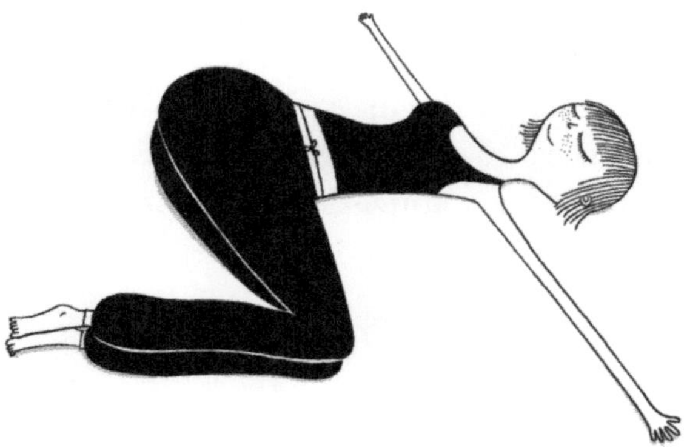

Bonus : Les torsions sont bonnes pour la digestion ! Attention : il n'est pas recommandé de manger avant un cours de yoga pour éviter des désagréments ou se sentir lourd pendant la pratique.

Comment s'appelle cette posture en sanskrit : *Supta Jathara Parivartasana.*

10. En mouvement : le croissant et le demi-écart

Pourquoi ?

Pour cet enchaînement de mouvements, je vous recommande d'utiliser deux briques de yoga. Elles permettent de vous grandir et de faciliter le mouvement en bougeant de façon plus fluide. Enchaîner ces mouvements combine de nombreux aspects physiques comme la force, la souplesse et la grâce, mais aussi mentaux, notamment la confiance en soi. C'est un exercice énergisant !

En pratique

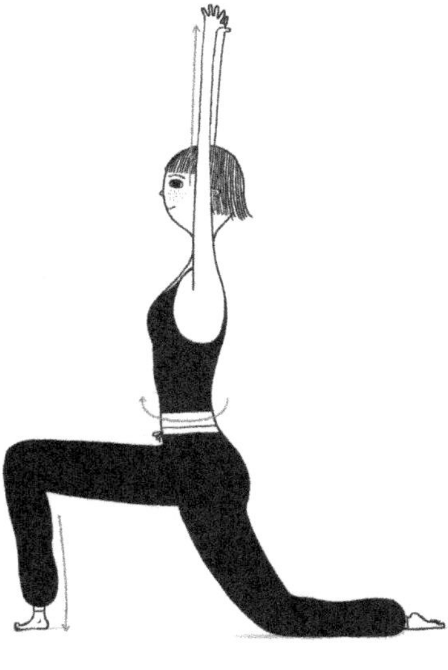

Matériel : 2 briques, déposées à l'avant du tapis de chaque côté.

Commencez cette mini-séquence debout. Respirez. Pliez-vous au-dessus de vos jambes. Attendez la prochaine inspiration pour faire un grand pas vers l'arrière avec la jambe droite et déposez le genou droit sur le tapis. Retournez ou pas vos orteils du pied droit sur le sol. Le genou gauche reste plié, au-dessus de la cheville gauche. Sur une inspiration, levez les bras vers le ciel, gardez-les proches des oreilles, tandis que les épaules sont loin des oreilles. Placez beaucoup de vie dans vos mains, les doigts tendent vers le ciel. Prenez de la place, grandissez-vous ! Vous êtes dans le croissant.

À la prochaine expiration, les mains viennent sur les briques de chaque côté du genou plié à l'avant du tapis. Puis tendez la jambe avant (la gauche), le bassin vient se placer au-dessus du genou droit, plié à l'arrière du tapis. N'arrondissez pas trop le dos, les épaules restent ouvertes, le cœur tend vers l'avant : vous êtes dans le demi-écart. Inspirez et expirez, puis à la prochaine inspiration, revenez dans le croissant.

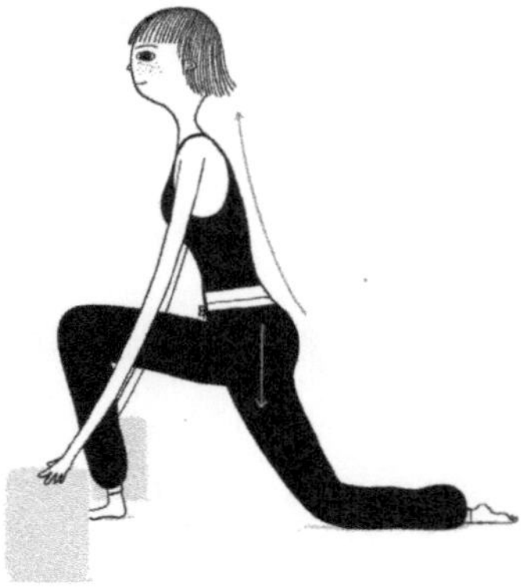

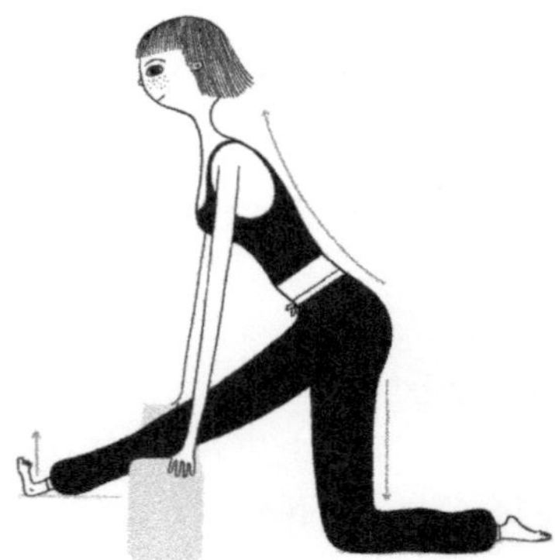

Après plusieurs allers-retours rythmés par vos inspirations et expirations, revenez dans la flexion à l'avant du tapis, puis faites un grand pas vers l'arrière avec la jambe gauche, et recommencez l'exercice de l'autre côté.

➔ **POUR ALLER PLUS LOIN :** Vous pouvez faire le même enchaînement de mouvements sans poser le genou par terre : vous êtes dans le croissant avec le genou hors du sol, puis vous tendez les deux jambes et vous êtes dans la pyramide.

Comment s'appelle cette posture en sanskrit :

- croissant : *anjaneyasana* ;
- demi-écart : *ardha Hanumanasana.*

10 jours plus tard... Vous en êtes à 10 jours de yoga, 10 postures ! Est-ce que vous appréciez ce temps dédié à votre bien-être ? Avez-vous créé un endroit rien que pour vous pour pratiquer le yoga ?

11. Hello les muscles : Cobra

Pourquoi ?

Le cobra fait partie des postures dites de flexion arrière. Au niveau émotionnel, ce sont des postures d'ouverture du cœur, qui peuvent provoquer un relâchement soudain d'émotions : on se sent vulnérable dans ces postures. D'un point de vue purement physique, ces postures demandent une bonne souplesse du haut du dos qui forme alors un arc. Avec la posture du cobra, on découvre aussi certains muscles des bras, mais plus le dos est souple et musclé, plus l'effort dans les bras devient facile : encore une question d'équilibre !

En pratique

Allongez-vous sur le ventre. Placez les mains à plat sur le sol, à hauteur de la poitrine. Le front est sur le sol. Les coudes sont pliés et restent près du corps.

Les orteils sont à plat sur le sol, pressez-les contre le sol pour activer les jambes : les genoux sont levés, hors du sol. Les hanches et le nombril restent par terre, puis pressez les mains contre le sol, et dirigez énergétiquement la nuque vers l'avant : la colonne vertébrale s'allonge.

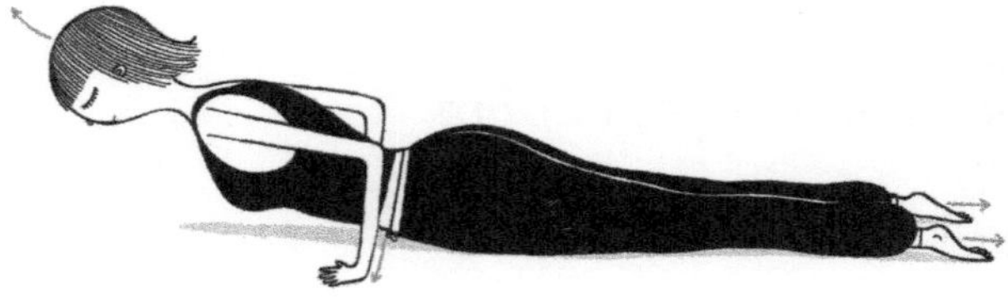

Sur une inspiration, levez la poitrine hors du sol en gardant la longueur de la nuque. Le regard est posé vers l'avant Respirez en restant dans la position du cobra. Relâchez sur une expiration.

Variante : Sans les mains ! Recommencez cette posture en laissant flotter vos mains hors du sol : cette fois-ci, c'est vraiment le haut du dos qui travaille.

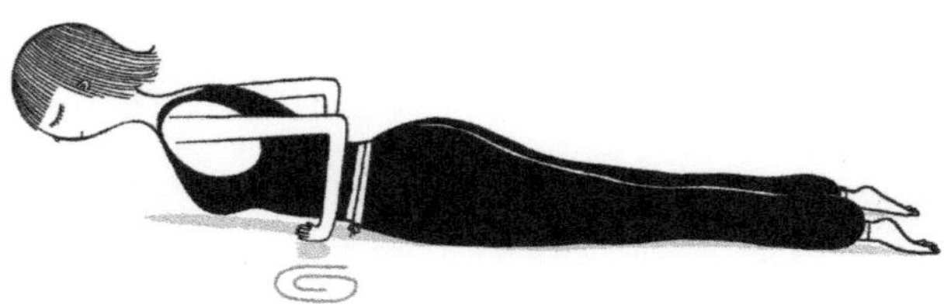

BON À SAVOIR !

Pendant toute cette posture, vous n'aurez qu'une envie : éloignez les coudes loin de votre poitrine, veillez à les garder près de vous comme s'ils étaient aimantés.

Comment s'appelle cette posture en sanskrit : *bhujangasana.*

12. Souplesse : exercice pour les jambes

Pourquoi ?

Quand j'ai débuté le yoga, l'une des premières choses qui m'a frappé a été de redécouvrir les différentes parties de mon corps en les nommant, en parlant de droite et de gauche, comme si je faisais un jeu de « Jacques à dit », en toute conscience. C'est comme si j'avais ignoré jusque-là certaines parties.

Les deux jambes ne font pas la même chose dans cet exercice : chacune reçoit une attention différente. C'est aussi un exercice qui permet de ressentir à quel point le ventre et le bas du dos sont liés. Bien sûr, les épaules et les traits du visage sont relâchés pendant toute la posture... Chaque partie du corps reçoit une attention spécifique, sans qu'aucune ne soit laissée pour compte.

➔ **CONSEIL :** Pour cet exercice, je vous recommande d'utiliser une sangle. L'exercice sera moins intense, mais tout aussi efficace !

En pratique

Allongez-vous sur le dos, jambes et bras tendus le long du corps, les pieds flex. Respirez et ressentez les parties du corps qui sont ancrées sur le sol : l'arrière du crâne, le haut du dos, les hanches, les fesses et les talons.

Pliez les genoux, plantez les pieds dans le sol. Levez la jambe droite vers le ciel. Placez la sangle sur la plante des pieds et tenez-la avec vos bras tendus, les épaules se relâchent et restent sur le sol.

Le genou gauche reste plié et pointé vers le ciel, ou si vous êtes à l'aise, tendez la jambe gauche sur le sol, le pied gauche flex.

Respirez dans la posture.

Après 5 à 8 respirations, pliez le genou droit vers la poitrine, ouvrez-le sur le côté du corps, puis tendez les deux jambes sur le sol, côte à côte. Ressentez la différence entre les deux jambes.

Recommencez l'exercice avec la jambe gauche.

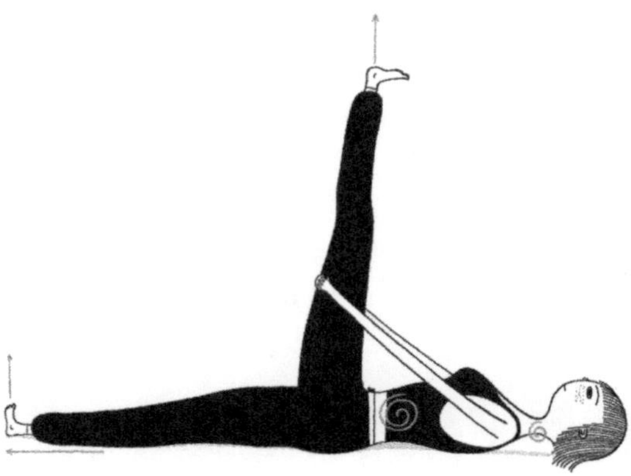

Variante : Vous pouvez saisir l'arrière de la cuisse ou du mollet avec les mains, tant que les épaules restent au sol.

BON À SAVOIR !

Avoir des abdos, c'est le rêve pour être au top en maillot de bain l'été ! Avoir de bons abdos (on parle aussi de « centre »), c'est surtout important pour la santé du dos ! Un ventre solide et tonique renforce la santé du bas du dos.

Variante de cet exercice : Allongez sur le sol, les mains glissées sous les fessiers, les jambes tendues, les pieds flex. Sur une inspiration, levez les 2 jambes vers le ciel, pieds flex, puis sur une expiration, poussez les talons vers l'avant et descendez les jambes vers le sol. Sur l'inspiration suivante, remontez ; sur l'expiration, descendez. Faites 10 fois ces mouvements, puis relâchez tout votre corps au sol.

Comment s'appelle cette posture en sanskrit : *supta padangusthasana.*

13. Espace : le pont

Pourquoi ?

L'une des professeurs rencontrées lors de mon parcours d'apprentie *yogini* aimait comparer la forme de la colonne vertébrale dans la posture du pont à un hamac, souple et capable d'osciller légèrement. Avant d'entrer dans la posture du pont, visualiser un hamac entre deux arbres, puis visualisez votre dos qui se creuse, puis s'arrondit comme une branche souple ou comme un hamac.

En pratique

Allongez-vous sur le dos, jambes pliées, pieds au sol, genoux vers le ciel. Assurez-vous que vous pouvez toucher vos talons du bout des doigts, et que les orteils pointent vers l'avant du tapis (ils ne doivent pas être ouverts sur les côtés ; les genoux restent aimantés l'un vers l'autre). Les bras sont relâchés le long du corps. Le menton est loin de la poitrine.

Sur une inspiration, soulevez le bassin hors du sol, soulevez la poitrine vers le haut, gardez l'espace entre le menton et la poitrine. Roulez une épaule puis l'autre sous votre dos pour ouvrir la poitrine. Respirez dans la posture et redescendez sur une expiration, vertèbre après vertèbre.

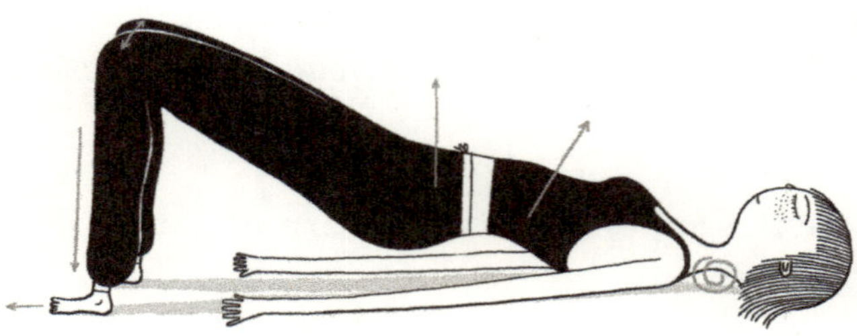

Variante : Optez pour une variante dynamique du pont. Commencez les jambes pliées, les bras le long du corps. À l'inspiration, levez le bassin et emmenez les bras vers le ciel, puis derrière vous, de part et d'autre de votre visage. À l'expiration, redescendez lentement la colonne en même temps que les bras reviennent à leur position initiale. Bougez amplement, au rythme de la respiration.

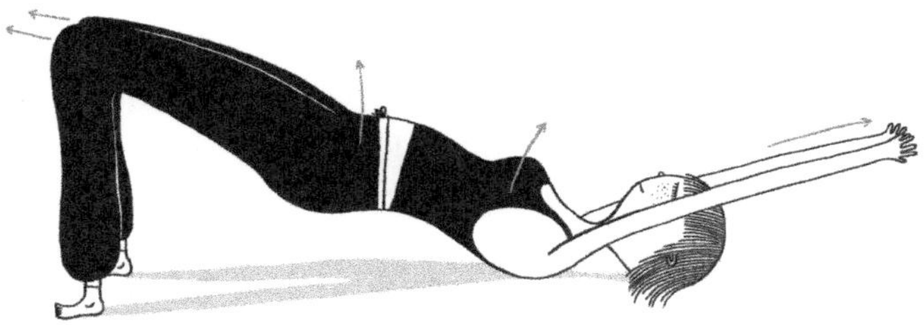

Comment s'appelle cette posture en sanskrit : *setu bandha sarvangana.*

14. Être à l'écoute : le pigeon

Pourquoi ?

Chaque corps est différent : c'est une évidence, mais ça fait du bien de le répéter. Faire une posture de yoga, ce n'est pas juste reproduire ce que fait le professeur ou une image parfaite sur Instagram : faire une posture de yoga, c'est surtout écouter ce que notre corps a à nous dire, et il est possible que la forme prise dans une posture ne ressemble pas à l'image de perfection véhiculée par les réseaux sociaux.

Si pour certains la posture du pigeon (ou du demi-pigeon) est un véritable plaisir, pour d'autres, c'est très compliqué de s'y relaxer. C'est pour ça qu'il faut être à l'écoute, de son corps mais aussi de ses émotions. Au lieu de se dire « je suis nul », « je n'y arrive pas », changez cette petite comptine mentale en « je remarque que c'est difficile ». Le jugement n'est pas catégorique, c'est un constat de vos possibilités à un moment donné.

En pratique

Commencez cette posture à partir du chien, la tête en bas. Amenez la jambe droite à l'avant du tapis, pliez le genou droit derrière la main droite, et amenez le talon droit derrière le poignet gauche (le tibia droit est « presque » parallèle au bord avant du tapis). Déposez la fesse droite sur le sol, la jambe gauche est tendue à l'arrière, orteils retournés ou pas. Levez votre buste, ouvrez la poitrine, puis déposez le buste devant votre jambe droite. Respirez dans la posture du pigeon. Après 5 à 8 respirations, redressez-vous, revenez en position du chien la tête en bas, puis recommencez cette fois la posture du côté gauche.

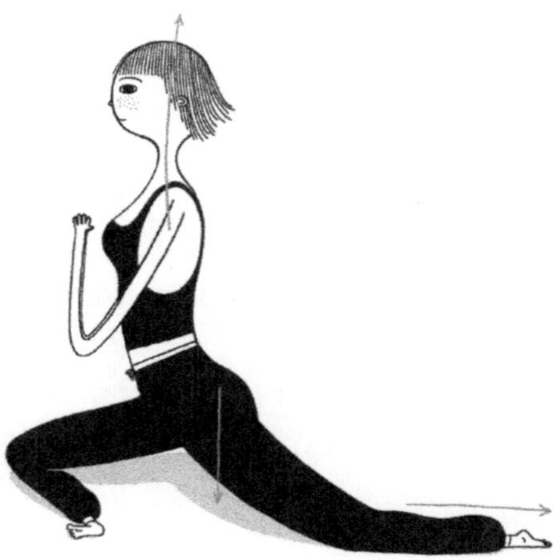

➔ **Astuce :** Si vous êtes très loin du sol dans cette posture, glissez une couverture, pour plus de stabilité, sous vos hanches, ou une brique sous votre ventre.

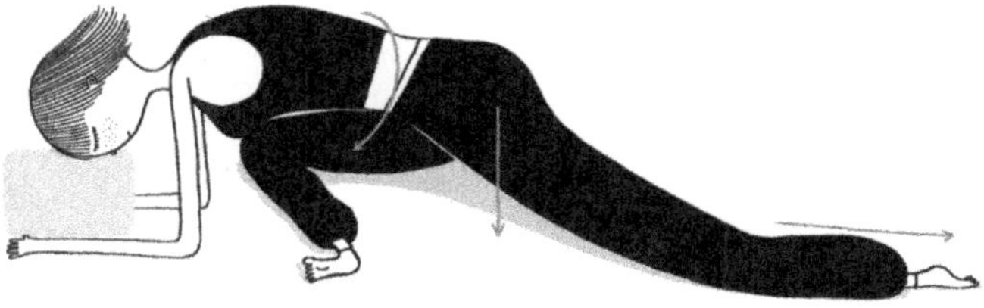

Pour info : Cette posture fait partie des postures dites « d'ouverture du bassin ».

Comment s'appelle cette posture en sanskrit : *eka pada rajakapotasana.*

SEMAINE 3 : DES EXERCICES DEBOUT

15. Respirez, c'est l'heure du yoga : la respiration alternée

Pourquoi ?

La respiration alternée est presque magique : elle demande de la concentration et permet de se relaxer quasiment instantanément. Elle consiste à inspirer par une narine, et expirer par l'autre narine, en alternant à chaque respiration. On bloque une des narines avec un doigt. Il faut prendre le pli, c'est très facile !

En pratique

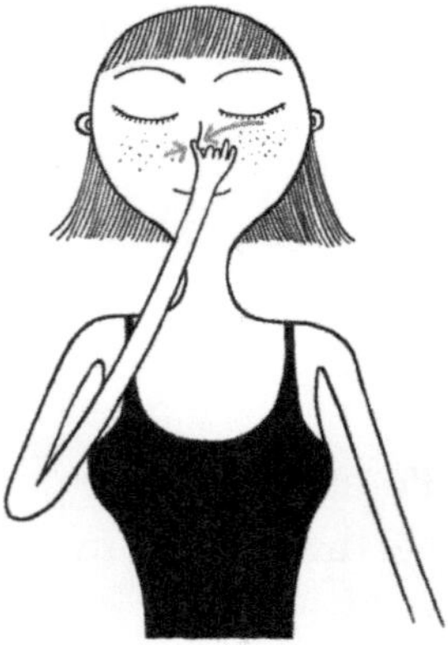

Asseyez-vous confortablement : les épaules sont détendues, l'arrière de la nuque s'allonge vers le ciel, la main gauche repose sur votre cuisse. Repliez l'index et le majeur de la main droite, puis approchez votre main de votre nez. Bouchez la narine droite avec le pouce droit et inspirez par la narine gauche sur un décompte de 4, puis bloquez la narine gauche avec l'annulaire droit, débloquez la narine droite et expirez par la narine droite sur un décompte de 4. Inspirez par la narine droite sur un décompte de 4, bloquez la narine droite, débloquez la gauche et expirez à gauche sur un décompte de 4. Continuez ainsi de suite. Au fil de l'exercice, relâchez bien les épaules et les traits du visage. Prenez votre temps. Après plusieurs cycles, reposez la main droite et respirez avec les deux narines. Remarquez la qualité de votre respiration.

Variante : Quand vous êtes habitué à cette respiration, vous pouvez ajouter une rétention entre l'inspiration et l'expiration. Gardez les deux narines bouchées, retenez votre respiration pour quelques secondes, puis relâchez et expirez avec douceur.

BON À SAVOIR !

Les *mudras* sont des positions que les mains prennent dans les postures.

Pour aller plus loin :

- Les « *nadis* » : l'énergie vitale circule à travers les « *nadis* », au centre desquels on trouve les chakras. Les narines font parties de ces canaux, de ces *nadis*.
- les « *mudras* » sont une gestuelle symbolique prise par les mains. Ce sont des formes qui créent une dynamique particulière. Ici, la main droite est dans le *mudra* de Vishnu.

Comment s'appelle cette posture en sanskrit : *anuloma viloma ou nadi shodhana.*

16. Être présent : Guerrier 1

Pourquoi ?

Le yoga est une discipline qui a été créée au départ pour de jeunes garçons, des adolescents, que l'on imagine facilement ayant un trop-plein d'énergie à revendre ! Pas étonnant qu'on retrouve dans le yoga des noms de postures qui symbolisent cette vitalité. Il y a plusieurs « guerriers » dans le yoga. Dans ces postures, il y a un savant mélange de force, notamment avec une base solide (= des jambes fortes), mais aussi d'aisance par le biais de la respiration et du regard.

En pratique

Commencez par la posture du chien la tête en bas, puis, sur une inspiration, amenez le pied droit entre les mains. Le pied gauche à l'arrière est à plat sur le sol, les orteils tournés en diagonale sur le côté. La jambe avant est pliée, le genou au-dessus de la cheville, la jambe arrière est tendue et active.

Quand vos jambes (la base) sont solides, levez le torse qui se tourne vers l'avant du tapis, puis levez les bras vers le ciel, près des oreilles, les doigts actifs, les épaules relâchées.

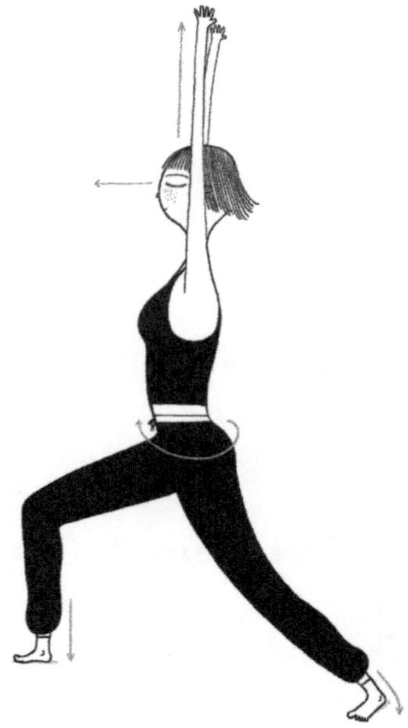

C'est la posture du guerrier 1. Invitez 3 à 5 respirations, puis encadrez le pied avant avec vos mains, et revenez dans la posture du chien la tête en bas.

Recommencez de l'autre côté, en amenant le pied gauche entre les mains à l'avant du tapis, etc.

BON À SAVOIR !

On a beau avoir l'air immobile, ces postures ne sont pas statiques : les jambes et les bras sont actifs, la respiration est souple. Dans la posture du guerrier, les jambes s'ancrent vers le sol, tandis que le haut du corps s'élance vers le ciel. Le corps est en tension, avec deux énergies qui vont dans deux directions différentes.

Comment s'appelle cette posture en sanskrit : *Virabhadrasana A.*

17. En mouvement : Guerrier 2/renversé

Pourquoi ?

Encore un guerrier ! La posture du guerrier 2 est l'une des postures de yoga dans laquelle on prend le plus de place. C'est par conséquent une posture qui procure de la confiance : solide sur les deux pieds, les bras écartés, on existe pleinement dans cette posture ! En enchaînant la posture du guerrier 2 avec celle du guerrier renversé, on invite un mouvement qui allie force et grâce.

En pratique

Commencez par la posture du chien la tête en bas, puis, sur une inspiration, amenez le pied droit entre les mains, à l'avant du tapis. Le pied gauche à l'arrière est à plat sur le sol, parallèle à l'arrière du tapis. La jambe avant est pliée, le genou au-dessus de la cheville, la jambe arrière est active et tendue.

Quand vos jambes (la base) sont solides, levez le torse qui se tourne vers le côté large du tapis, puis levez les bras en T de part et d'autre de votre torse. C'est la posture du guerrier 2.

Les bras et les mains sont très actifs et se dirigent de chaque côté de la pièce dans le sens opposé. Le bassin et les jambes s'ancrent vers le sol, la tête s'allonge vers le ciel : le corps part énergétiquement dans 4 directions opposées.

Vous pouvez regarder vers l'avant de la pièce.

Sur une inspiration, retournez la paume de la main avant et balancez votre buste vers l'arrière, le bras droit s'élance vers le ciel, le bras gauche est le long de la jambe arrière.

Sur une expiration, revenez dans la position du guerrier 2 : ce sont les bras qui guident votre mouvement. Gardez bien la position de vos jambes pliées, même dans le guerrier renversé.

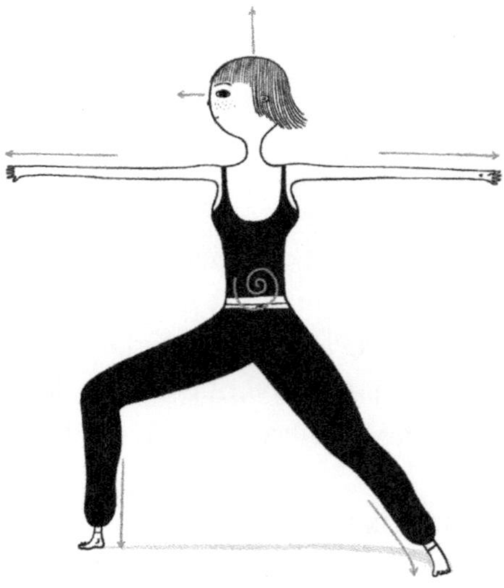

Recommencez le mouvement plusieurs fois en suivant le rythme de la respiration, puis encadrez le pied avant avec les mains, à plat, au sol, revenez dans la position du chien tête en bas, ensuite amenez le pied gauche entre les mains, tournez le pied droit parallèle à l'arrière du tapis, et venez dans la position du guerrier 2 de l'autre côté.

Comment s'appelle cette posture en sanskrit : *Virabhadrasana B.*

18. Hello les muscles : guerrier 3

Pourquoi ?

En commençant le yoga, on se dit que rien ne sera vraiment très compliqué. Certes, il faudra faire preuve de patience, d'un peu de souplesse, pourquoi pas d'un peu de force... Mais le yoga n'a pas qu'un effet physique, vous vous en êtes déjà sans doute rendu compte. Le yoga a aussi un effet émotionnel et moral. Certaines postures nous posent problème, elles nous sortent de notre « zone de confort ». Ce ne sont pas les mêmes pour tout le monde, chacun rencontre des difficultés à différents niveaux.

Le guerrier 3 combine force, équilibre et concentration : c'est un guerrier très puissant. C'est une posture relativement avancée, pourtant, je vous la propose dans ces 21 jours de découverte du yoga : pour beaucoup d'entre nous, c'est une posture qui fait sortir de cette zone de confort. Essayons !

En pratique

Commencez cette posture debout (*tadasana*). Ancrez les jambes dans le sol tout en vous allongeant vers le ciel. Amenez vos mains en prière à la poitrine. Déplacez le poids vers la jambe droite et, tout en gardant la jambe gauche tendue, telle une pendule, basculez votre torse vers l'avant et soulevez la jambe gauche, tendue et pied flex, vers l'arrière. Vous formez, en équilibre, un T. L'arrière de la nuque se dirige vers l'avant, le talon gauche vers l'arrière. Le corps est en tension, actif, mais n'oubliez pas de respirer.

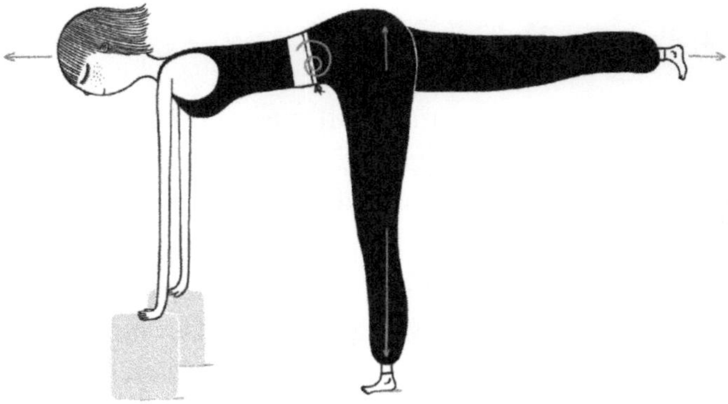

Si vous vous sentez à l'aise, allongez les bras vers l'avant, gardez-les près des oreilles. Respirez. Lentement, revenez vers la posture debout, puis changez de côté.

BON À SAVOIR !

Vous pouvez enchaîner le guerrier 1, puis le guerrier 2, puis inverser le guerrier, et enfin venir en position du guerrier 3. Enchaîner des postures porte le nom de *vinyasa*, c'est aussi le nom d'un style de yoga chorégraphié.

Comment s'appelle cette posture en sanskrit : *Virabhadrasana C.*

19. Souplesse : La flexion avant dans l'écart debout

Pourquoi ?

Quand j'ai commencé le yoga, j'avais énormément de mal avec cette posture de la flexion avant : penchée en deux, ma tête était vraiment très loin du sol, et je voyais comment mes voisins de tapis se débrouillaient : mieux que moi. J'étais agacée : « Je n'y arriverai jamais, le yoga n'est vraiment pas fait pour moi ! »

Pour changer cette attitude défaitiste et négative envers moi, ma prof m'a incitée à changer ma façon de me juger : et si je regardais ce qui va bien ? Je suis en bonne santé, je peux faire du yoga. Alors non, je n'ai pas commencé le yoga en étant souple, mais ça change petit à petit.

En pratique

Debout les jambes écartées et tendues, les orteils pointent vers l'avant. Placez les mains sur les hanches. Respirez, la tête s'allonge vers le ciel, la poitrine est ouverte. Pliez-vous vers l'avant au-dessus de vos jambes en gardant la longueur de la colonne. Gardez les mains sur les hanches, ou relâchez les mains sur des briques ou le sol. La posture reste active : les ischions (les petits os pointus des fesses) pointent vers le ciel. Respirez.

Pour sortir de la posture, replacez les mains sur les hanches, lancez votre tête et votre cœur vers l'avant et remontez avec le dos droit.

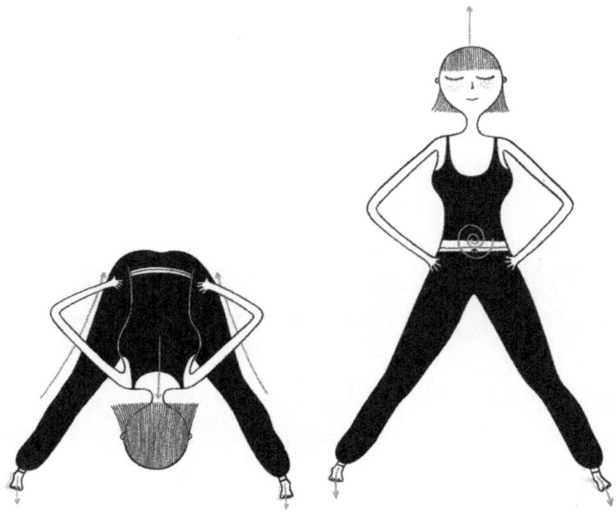

Variante : La souplesse est votre seconde nature ? Placez une main sur chaque pied et pointez les coudes vers le ciel tout en envoyant énergiquement vos ischions vers le ciel.

LA PRATIQUE DE LA GRATITUDE

On est sans cesse en train de se comparer aux autres ou de se mettre une pression dingue pour se sentir accepté par les standards de notre société, ce qui est loin de nous rendre heureux ou satisfait. Et si plutôt que de se dire qu'on n'est pas assez beau, pas assez riche, pas assez aimé, pas assez intelligent, on se tournait vers ce qui va déjà bien ? La pratique de la gratitude, c'est reconnaître, par de petits (ou de grands) détails, qu'on a déjà beaucoup. Pourquoi ne pas décider de partager avec un proche, une sœur, une amie, trois instants, trois petites choses par jour dont vous pouvez être reconnaissant ?

Comment s'appelle cette posture en sanskrit : *prasarita padottanasana.*

20. Espace : Triangle

Pourquoi ?

La première fois que je suis partie en vacances de yoga, nous avons pratiqué la posture du triangle tous les jours de la semaine. Petit à petit, ma compréhension de la posture s'est affinée. Bien souvent, on pense qu'il suffit de reproduire une forme pour arriver à « faire » la posture. Il y a pourtant plusieurs degrés de compréhension de la posture, et il y a beaucoup de petits détails à prendre en compte. Vous êtes à la phase de découverte : tout est nouveau ! Commencez... par le début : un bon positionnement des jambes, puis ouvrez la poitrine et maintenez l'énergie dans les bras. La pratique du yoga a besoin de temps et de répétition, pour qu'un jour on finisse par se dire : « tiens, j'ai enfin compris ce que la prof voulait dire ».

En pratique

Commencez debout, les jambes écartées. Le pied gauche est à l'avant, les orteils pointent vers le devant, le pied droit, à l'arrière du tapis, pointe sur le côté, en diagonale. Le bassin se tourne légèrement vers l'avant. Les jambes sont engagées : remontez les rotules vers le haut (contractez les cuisses). Étendez les bras en T de part et d'autre de votre torse, et avancez le torse, sans bouger les jambes qui restent solides, vers l'avant. Puis, penchez le torse par-dessus la jambe avant. Déposez la main gauche sur le mollet ou sur une brique au sol et ouvrez le bras droit vers le ciel. Le regard se tourne sur le sol, ou face à vous, ou tourné vers la main qui est en l'air.

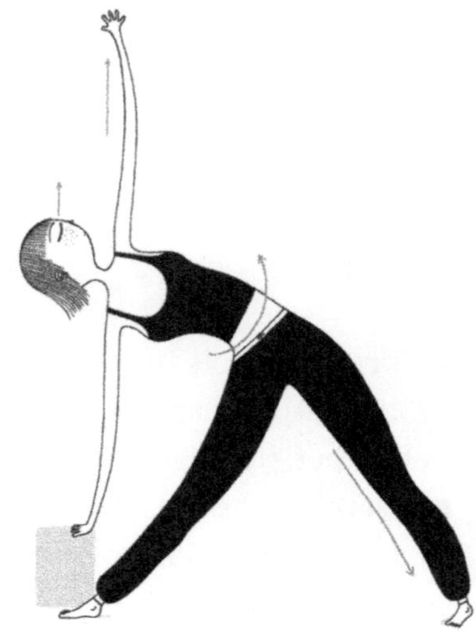

Dans cette posture, le maître mot est ESPACE : gardez les côtés du torse allongés, ne les rétrécissez pas, grandissez-vous malgré la légère torsion.

Après quelques respirations, remontez, puis échangez de jambe et recommencez la posture avec la jambe droite à l'avant du tapis.

Comment s'appelle cette posture en sanskrit : *trikonasana.*

21. Être à l'écoute : Savasana

Pourquoi ?

La posture *savasana*, c'est bien souvent celle que tout le monde attend à la fin du cours : c'est le signal que la classe est terminée et que le corps peut se reposer dans un relâchement complet des muscles. Il n'y a plus d'effort à fournir. *Savasana* signifie d'ailleurs « le cadavre ». Le corps est allongé sur le sol, sans aucune tension. Pour certaines personnes, le repos est un état difficile à atteindre, et le yoga aide à retrouver ce calme intérieur. Certains maîtrisent parfaitement le *Savanasa* et se reposent en un clin d'œil, tandis que pour d'autres, le lâcher-prise n'est pas évident.

En pratique

Allongez-vous sur le dos. Les jambes sont écartées (de la largeur du tapis), les bras sont le long du corps, légèrement éloignés, les paumes de la main tournées vers le ciel. Ajustez votre posture pour créer de l'espace derrière la nuque : le cou n'est pas tassé.

Afin de relâcher toutes les tensions du corps, tendez d'abord votre corps : tendez les pointes des pieds, écartez les doigts avec beaucoup de vigueur, contractez les muscles du visage, retenez votre souffle... puis relâchez et expirez par la bouche. Recommencez une à deux fois. Après la troisième expiration bruyante, appréciez le relâchement des muscles.

Invitez une respiration calme et sereine. Vous pouvez aussi vous répéter le mantra suivant : « je respire ici et maintenant ».

Cette posture doit être libre de toutes tensions : laissez le poids de votre corps fondre sur le sol tandis que vous sentez la légèreté de la cage thoracique monter et descendre au rythme de la respiration.

Restez dans cette position pendant 3 à 10 minutes ! Si votre esprit s'égare et que vous commencez à penser à la liste de courses ou au dîner de ce soir, revenez à la respiration. Vous pouvez placer une main sur le ventre, l'autre sur le cœur, et écoutez votre respiration animer votre ventre et votre poitrine.

Pour sortir de la posture, bougez les orteils et les doigts, puis pliez les genoux vers le torse, serrez-les pour former une boule, puis asseyez-vous. Respirez, restez assis, les yeux fermés.

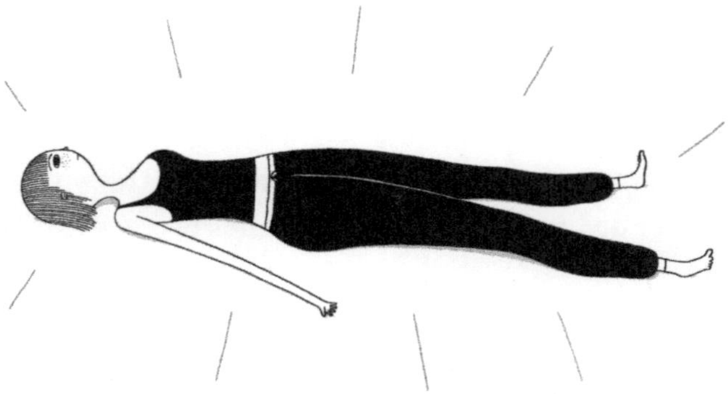

Le petit plaisir en plus : Déposez sur vos yeux un vêtement pour cacher la lumière. Le top du top est d'avoir un petit coussin rectangulaire, rempli de petites billes ou de noyaux de cerises : le poids sur les yeux fermés rend la relaxation encore plus agréable.

Variantes : Ne vous gâchez pas le plaisir de *savasana* si vous avez mal au dos : pliez les genoux et laissez-les se toucher. Si vous avez mal au cou, placez une couverture sous la tête et la nuque.

4

J'ÉTENDS LES BIENFAITS DU YOGA À TOUT MON QUOTIDIEN

Chapitre 4
J'étends les bienfaits du yoga à tout mon quotidien

Quand je remballe mon tapis de yoga, et que je sors du studio, il suffit parfois d'un rien pour que les effets du yoga se dissipent immédiatement... et me voilà directement de retour de plain-pied dans le quotidien. Comment profiter des effets bénéfiques du yoga même hors des cours ? Pour résumer, comment être bien à la fois sur le tapis et dans ma vie quotidienne ?

À l'origine, le but du yoga était d'être heureux ; enfin, plus précisément, de ne pas souffrir. Faire des postures, se relaxer et méditer, ce ne sont là que certains des aspects d'un ensemble plus important qui vise le bien-être global. Pour y parvenir, 10 règles ont été décrites dans les *Yoga sutra* de Patanjali : les *yama* et les *niyama*. Ce ne sont pas des impératifs ou des commandements à suivre dans l'absolu ; il faut plutôt les considérer comme une enquête sur soi-même. Le yoga invite à une exploration honnête de soi, sur le tapis et dans la vie de tous les jours.

AU DÉBUT DU YOGA : LES *YOGA SUTRA* DE PATANJALI

Ce livre est souvent présenté comme le livre fondateur du yoga. Il a été écrit il y a plus de 2 000 ans et comprend un ensemble de 196 pensées, ou aphorismes. C'est un livre de sagesse avant tout. « Pourquoi est-ce que nous souffrons ? » La réponse de Patanjali est double : ce qui nous rend malheureux, c'est l'agitation perpétuelle du mental, et le fait qu'on se sent seul, détaché et différent des autres. Il faut retrouver cette union entre le corps et l'esprit, et entre chacun d'entre nous et le reste du monde : il faut être dans le yoga, dans l'union. Le yoga se compose de 8 membres, 8 échelons à gravir pour atteindre le bonheur ou *samadhi* :

1. ***Yama* – 5 observances :** un code éthique pour bien vivre avec les autres.
2. ***Niyama* – 5 principes d'autodiscipline :** des habitudes à adopter pour soi-même.
3. ***Asana* – les postures :** la partie physique du yoga. *Asana* signifie « s'asseoir ».
4. ***Pranayama* – les exercices de respiration : « *prana* »** signifie « énergie vitale » ou « souffle ».
5. ***Pratyahara* – le retrait des sens :** mettre ses sens (l'ouïe, la vue, le goût, le toucher, l'odorat) au repos, en veilleuse, pour se recentrer sur l'expérience intérieure et être à l'écoute de soi-même, ici et maintenant.
6. ***Dharana* – la concentration :** se concentrer sur une seule chose à la fois, être dans l'instant présent.
7. ***Dhyana* – la méditation :** après avoir réussi à se concentrer sur une seule chose, on peut passer à l'étape supérieure : méditer ! La méditation laisse le flot des pensées couler, sans que l'esprit ne s'attache à une pensée en particulier.
8. ***Samadhi* – l'union ou l'absorption :** c'est l'étape ultime du yoga, quand on ne voit plus les différences entre les êtres, quand on se sent uni avec le tout, connecté avec l'univers en général.

LE YOGA EST-IL UNE RELIGION ?

Le yoga a bien des racines communes avec l'hindouisme, religion très influente en Inde. Mais le yoga n'est pas une religion : il n'y a aucun rituel, pas de dogme, pas de bible, pas de vérité révélée. Ce n'est pas non plus une secte fermée, réservée aux seuls initiés. Le yoga, c'est bien plus modestement un moyen d'aller mieux !

LES 5 *YAMA* : QUELLE EST MA RELATION AUX AUTRES ET AU MONDE ?

Les *yama* sont une discipline à adopter pour mieux vivre de façon harmonieuse en société. Ce sont des conseils de vie que l'on pratique à la fois sur le tapis de yoga et dans la vie de tous les jours.

1. Ahimsa – *la non-violence*

Un climat toxique. Le premier de tous les *yama* concerne la violence. Quand je pense à la violence, j'imagine des événements tragiques comme des guerres ou des attentats, mais la violence plus discrète nous entoure aussi au quotidien, une violence physique et verbale : je bouscule quelqu'un dans le bus pour prendre une place, je suis agacée contre la caissière qui ne va pas assez vite ou je suis désagréable au téléphone avec un agent administratif. Cette violence discrète se manifeste par des regards hostiles, des soupirs, des petites choses qui n'ont l'air de rien mais qui contribuent à un climat négatif. Il y a aussi tout ce que je peux penser de négatif et d'agressif. Est-ce que cela vous arrive de vous dire que vous êtes nul ? Que vous réussissez moins bien que vos amis ? Que telle personne est vraiment trop chanceuse ?

C'est tellement facile de se dénigrer soi-même ou de dénigrer les autres… Pourtant, j'ai beau me dire que ça n'a pas vraiment d'impact, de ressasser ces idées négatives, j'en suis tout de même la première affectée !

Répondre à la violence par la non-violence. Je vais arrêter de noircir le tableau et proposer une solution toute simple – certes, c'est le yoga qui m'a soufflé la réponse… Pour lutter contre la violence, soyons… non violents ! Être non violent, c'est donc être aimant, léger, drôle, c'est ressentir de la compassion, de la tendresse. Ne pas réagir à la violence par un autre acte de violence. La non-violence, ça vous rappelle peut-être Gandhi ? Le grand leader indien avait décidé de résister pacifiquement face à son oppresseur : « En opposant la haine à la haine, on ne fait que la répandre. »

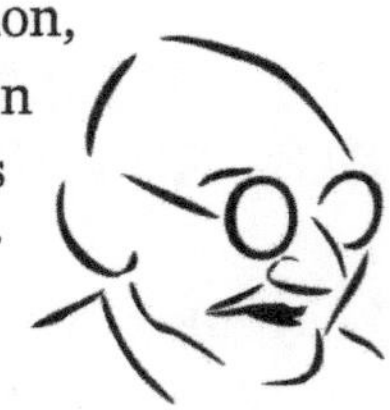

Comment appliquer *ahimsa*, la non-violence…

… sur le tapis de yoga ?

- Est-ce que je force trop pour tenir une posture ?
- Est-ce que je suis en compétition avec les autres ?
- Est-ce que je veux toujours faire mieux que la fois précédente ?

… dans la vie de tous les jours ?

- Est-ce que je passe mon temps à critiquer les autres ou à répandre des rumeurs ?
- De quoi ai-je peur ? La violence provient parfois de la peur qu'on éprouve face à certaines choses. Chercher à identifier ses peurs est la première étape pour ensuite essayer de les dissiper.

- Plutôt que de mettre en avant mes défauts et mes difficultés, quelles sont mes qualités ?

2. Satya – *la vérité*

Qu'est-ce que « être dans le vrai » ? C'est être intègre, agir de façon honnête sans attendre l'approbation des autres. S'accepter tel que l'on est, avec notre part de lumière et d'ombre, et tels que sont les autres, avec leurs qualités, leurs défauts. Vaste programme !

Réussir à être sincère, honnête avec soi-même est parfois long et difficile. L'une de mes amies me parlait de son mariage qui ne marchait plus depuis quelques années déjà, elle avait rencontré quelqu'un d'autre, elle faisait chambre à part avec son mari ; lui et elle étaient tous deux visiblement malheureux dans cette situation. Néanmoins, elle n'arrivait pas à se résoudre à le quitter et à continuer sa vie sans lui. Cela lui a pris du temps et lui a demandé du courage d'accepter son choix.

Mais si je dis la vérité, ça peut blesser parfois ?

Être dans le vrai, dire la vérité est à combiner avec *ahimsa,* le premier des *yama,* la non-violence. Autrement dit, exprimer la complète vérité de façon brutale et sans ménagement n'est pas toujours le bienvenu, surtout quand c'est blessant. Pensez peut-être à la dernière fois qu'on vous a offert un cadeau qui ne vous plaisait pas : comment réagir ? Dire la vérité brute et nue – « c'est moche » – n'est pas vraiment nécessaire, ni recommandé.

Petits arrangements avec la vérité. Il y a différentes façons de ne pas être dans le vrai :

- **Le mensonge.** Dans la communication de tous les jours, on raconte parfois de petits mensonges : je cache mes sentiments, je m'arrange avec la vérité, je déforme un peu ce qui est... Je me dis que, de toute façon, ça ne fera de mal à personne, voire l'inverse. Mais comment être certain de ne jamais causer du tort ainsi ?
- **Les secrets.** Proches du mensonge dans la mesure où c'est une vérité que l'on cache, les secrets peuvent être lourds à porter et source d'anxiété.
- **La mauvaise foi.** Quand je me crée un personnage, comme si j'endossais le rôle de quelqu'un que je ne suis pas vraiment, je suis de mauvaise foi, mon attitude est fausse, je ne suis pas vrai. Comment être authentiquement moi-même ?

Comment appliquer *satya*, la vérité...

... sur le tapis de yoga ?

- Est-ce que je suis aligné dans la posture ?
- En toute sincérité, suis-je confortablement installé, ou bien est-ce douloureux ?
- Quelles sont mes intentions quand je suis dans le yoga ? Est-ce que je fais ça pour moi ?

... dans la vie de tous les jours ?

- Est-ce que je séduis ou manipule pour arriver à mes fins ?
- Quels sont les derniers mensonges que j'ai dits ?
- Est-ce que j'admets quand je me suis trompé ?

3. Asteya – *la non-convoitise*

La convoitise, c'est l'envie d'avoir ce que quelqu'un d'autre possède, ce qui peut aller jusqu'au vol. C'est l'aspect le plus évident de la convoitise. Le yogi vise à se contenter de ce qu'il a, et se réjouir pour les autres. Mais ce n'est pas toujours facile de ne pas se comparer à autrui.

Asteya, la non-convoitise, peut s'envisager à différents niveaux :

- **Emprunter des biens... sans jamais les rendre.** L'autre jour, je regardais dans ma bibliothèque, et je crois bien qu'il y a dans les rayons au moins une dizaine de livres qui ne sont pas à moi : on me les a prêtés, je ne les ai jamais rendus. J'ai bien pris possession de ces livres avec la permission de mes amis... mais j'ai un peu abusé de les avoir gardés aussi longtemps.
- **Être trop bavard.** Monopoliser la conversation, rester tard le soir pour discuter avec un prof ou un collègue alors qu'il a peut-être envie de rentrer chez lui mais qu'il n'ose pas interrompre la conversation, couper la parole, etc., sont des comportements de convoitise : on convoite toute l'attention de l'autre en face plutôt que de lui accorder, nous aussi, la nôtre.

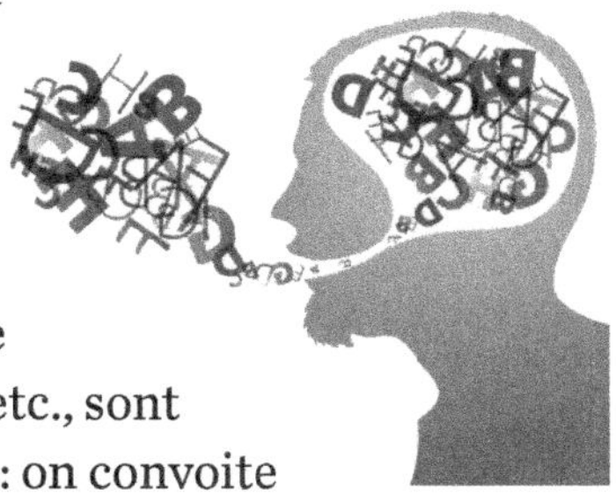

- **Être systématiquement en retard.** On a tous un ou deux amis qui sont tout le temps en retard de cinq bonnes minutes, voire trente minutes et plus. Ils ont toujours une excuse, plus ou moins bonne, mais comme ce sont nos amis, nous les acceptons. Pourtant, le temps de chacun est précieux : le temps que nous perdons à attendre notre ami, c'est du temps qu'il récupère, lui, dans son intérêt propre. Peut-être même est-ce vous, l'ami toujours en retard ?

Comment appliquer *asteya*, la non-convoitise...

... sur le tapis de yoga ?

- Est-ce que je suis jaloux quand quelqu'un réalise mieux que moi telle posture ?
- Est-ce que je choisis toujours le même endroit au studio de yoga, parce que c'est « ma » place ?

... dans la vie de tous les jours ?

- Est-ce que je monopolise l'attention des autres tout le temps ?
- Est-ce que tire la couverture à mon avantage un peu trop souvent ?
- Est-ce que je suis trop possessif, trop jaloux, trop exclusif par rapport à mes amis, ma famille, mon partenaire ?

4. Brahmacharya – *la modération*

Brahmacharya est parfois traduit par « abstinence », le maître yogi faisant attention à ne pas disséminer son énergie à tout va, et notamment son énergie sexuelle. *Brahmacharya* a un deuxième sens : la modération. Le yoga, c'est l'équilibre, autrement dit le contraire de l'excès. Notre énergie, notre *prana*, est précieuse : il faut l'utiliser à bon escient et ne pas la gaspiller. Évitons de brasser de l'air ! Soyons efficaces et concentrés sur un nombre restreint de choses, mais faisons-les bien.

Comment appliquer *brahmacharya*, la modération...

... sur le tapis de yoga ?

- Est-ce que je ferme les yeux sur mon tapis pour bien canaliser mon énergie ?
- Est-ce que je suis trop attentif aux bruits de l'extérieur ou des autres yogis présents dans la salle ?

... dans la vie de tous les jours ?

- Au niveau alimentaire, est-ce que je succombe à chaque fois au dessert et au fromage ?
- Est-ce que je m'épuise à ressasser éternellement les mêmes sujets dans ma tête ?

5. Aparigraha – *la non-avidité*

“ ***Patricia, 26ans, 7ans de yoga :***

« J'avais l'habitude de m'acheter beaucoup de choses. J'aimais en avoir toujours plus : des vêtements, chaussures, sacs à main, bijoux. Et je n'avais envie que de choses de marques. Petit à petit, j'ai réalisé combien d'argent et d'énergie je dissipais à acheter tout ça. Est-ce que j'avais vraiment besoin de trois paires de lunettes de soleil Tom Ford ? Aujourd'hui, j'ai des lunettes de soleil qui m'ont coûté 1 euro au marché, et finalement elles ne sont pas si mal que ça. Un jour, je me suis mise à trier tout mon placard. J'ai eu l'impression que ça me donnait un profond sens de clarté, de paix et de calme. Dans ma pratique du yoga, c'est devenu la même chose : je me concentre plus rapidement, j'absorbe les messages que m'envoie mon corps plus simplement. » ”

Ce *yama* ressemble à *asteya,* la non-convoitise, mais invite plus à se tourner vers ce que je possède personnellement, alors qu'*asteya* concernait l'envie d'avoir ce que les autres possèdent. Avoir le dernier modèle de téléphone, des habits neufs et à la mode de la saison : la société de consommation nous incite à en avoir toujours plus. Ce *yama* permet de revenir à l'essentiel : de façon très prosaïque, je regarde dans mon placard, dans ma garde-robe, dans mon garage, et je me demande s'il n'y a pas trop de choses. Accumuler beaucoup de choses matérielles peut venir de la peur de manquer, du besoin de combler, ou de la crainte de ce que l'avenir nous réserve. « Je garde tout ça au cas où. »

La non-avidité peut aussi concerner des choses non matérielles : je peux être attaché dur comme fer à certains principes, à certaines idées. Ou alors à un emploi que je ne veux pas quitter pour de multiples raisons ; mais cet emploi me convient-il réellement pour autant ?

Et si je lâchais prise par rapport à ces inquiétudes ? Et si je me faisais confiance ? Et si je me sentais toujours capable d'y arriver ?

Comment appliquer *aparigraha,* la non-avidité…

… sur le tapis de yoga ?

- Est-ce que j'essaie de nouvelles postures de temps en temps, celles que je trouve a priori trop difficiles pour moi ?
- Est-ce que je veux toujours faire mieux, tout le temps ?

… dans la vie de tous les jours ?

- Qu'est-ce qui m'encombre dans ma vie ?

- Est-ce que je vis ma vie avec confiance ou dans la peur de l'avenir ?
- Est-ce que j'ai des frénésies incontrôlées d'achat ?

LES 5 *NIYAMA* : QUEL EST MON ENGAGEMENT PERSONNEL ?

Les *yama* se rapportent à la vie en société, avec les autres, alors que les *niyama* sont plus personnels : c'est une discipline à adopter, un engagement que je prends pour devenir une meilleure version de moi-même.

1. Saucha – *la propreté et l'ordre*

Dans son sens premier, *saucha* veut dire propreté : c'est le fait d'être propre et d'aimer les choses bien rangées. Je me fais toute belle pour aller au yoga, je prends soin de moi. Attendez ! Ne criez pas à la superficialité ! Le mythe du yogi « baba cool » aux longs cheveux pas lavés et qui marche pieds nus est révolu ! Car ce premier conseil de vie concerne la propreté à la fois extérieure, celle du corps physique, et intérieure : ce que je mange, bois ou, éventuellement, fume ! Le yogi prend de bonnes habitudes pour avoir un corps sain, et ça passe, entre autres, par l'alimentation ; j'en reparlerai plus tard.

De façon plus subtile, *saucha* concerne aussi la pureté en général. Je reste « pur », c'est-à-dire sans me surcharger de tout ce dont je n'ai pas besoin : je reste simple et authentique, sans jugement, sans préconception, sans émotions qui me dominent.

Comment appliquer *saucha*, la propreté et l'ordre…

… sur le tapis de yoga ?

- Est-ce que je pratique le yoga dans une pièce propre, bien rangée et aérée ?
- Est-ce que j'aborde les postures avec un regard neuf, ou bien en soupirant et en me disant : « Voilà ma dixième salutation au soleil… » ?
- Est-ce que je fais des manières, des chichis quand je pratique le yoga, ou est-ce que je sais rester simple ?

… dans la vie de tous les jours ?

- Est-ce que j'aime manger sainement ?
- Est-ce que je me laisse envahir par les effets de mes émotions ?
- Est-ce que je recherche la compagnie de personnes qui m'apportent des bonnes choses ou est-ce que, au contraire, j'aime la compagnie de ceux qui amènent des perturbations dans ma vie ?

2. Santosa – *le contentement*

La première fois qu'on m'a expliqué ce *niyama*, le contentement, je l'ai compris comme : « Il faut se contenter de ce qu'on a. » J'avais l'impression que c'était synonyme de renoncement, que c'était laisser tomber, comme si rien n'avait vraiment d'importance, que c'était « juste comme ça » et qu'il fallait faire avec. L'idée ne me plaisait pas du tout ! Je trouvais ça trop passif, je me disais que tant de choses arrivent quand on ne se contente pas de la situation mais qu'on essaie au contraire de la changer ! Mais après avoir discuté avec mon professeur, j'ai réalisé la valeur positive de ce conseil de vie. Se contenter n'est pas, à proprement parler, renoncer et sourire comme si tout allait bien même si ce n'est pas le cas. C'est plutôt une façon de reconnaître ce qu'on a *déjà* dans nos vies. Au lieu de se sentir frustré de ce qu'on n'a pas, ou de ce qu'on a perdu, il s'agit de se rendre compte, et d'être content, de tout ce qu'on a déjà, de nos qualités, de notre santé, des gens qui nous aiment.

" ***Pascale, 23 ans, 1 an de yoga :***

« Dans certains cours, certains élèves sont vraiment super-forts. Quand la prof donne des options "avancées" de certaines postures, et que moi je me retrouve assise par terre en train de soupirer parce que non, je ne peux pas mettre mes pieds derrière la tête, je me dis qu'au moins, je suis tout de même en pleine santé. Finalement, c'est déjà pas si mal que ça. » "

Avez-vous déjà remarqué que, quand vous ne savez pas vous contenter d'une situation, vous vous sentez insatisfait, frustré, à la recherche d'autre chose, quelque chose de mieux ? L'esprit et le corps ne sont pas tranquilles.

Comment appliquer *santosa*, le contentement…

… sur le tapis de yoga ?

- Quelles sensations agréables me procure la pratique du yoga ?

- Où est-ce que j'en suis dans ma pratique ? Il faut reconnaître que c'est déjà bien !

... dans la vie de tous les jours ?

- Que m'est-il arrivé de positif récemment ?
- Quelles sont mes qualités, mes lignes de force ?
- De quoi suis-je reconnaissant ? À qui et à quoi ai-je envie de dire merci ?

LA PRATIQUE DE LA GRATITUDE : DIRE MERCI REND HEUREUX !

Lors d'une expérimentation scientifique sur le bonheur, des psychologues ont demandé aux participants de répondre à un questionnaire pour évaluer leur degré de bonheur. Puis on leur a demandé de fermer les yeux et de penser à quelqu'un qui avait influencé leur vie, quelqu'un qui avait fait quelque chose d'incroyable et d'important pour eux. Ils devaient ensuite écrire les raisons pour avoir choisi cette personne en particulier. Ensuite, on leur a dit d'appeler chacun la personne en question et de lui lire ce qu'ils venaient d'écrire. Les participants étaient surpris de la tournure que prenait l'expérimentation ! Et le bilan a été très positif : exprimer sa reconnaissance a fait tout simplement augmenter leur bonheur ! Essayez de faire vous aussi ce test et répandez la gratitude autour de vous !

3. Tapas – *l'action*

Le mot *tapas* peut sembler appétissant, n'est-ce pas ! et pourtant, ce *niyama* n'a rien à voir avec les bouchées espagnoles servies à l'apéritif ! *Tapas* signifie « action ». Pour nourrir son âme, sa personnalité, il faut maintenir un bon degré de vitalité. Il faut se bouger !

“ ***Cécile, 30 ans, 6 ans de yoga :***

« La première fois que j'ai réussi à faire la roue (qu'on appelle le "pont" à la gym) : j'étais fière de moi ! Je n'avais jamais réussi à la faire étant petite, et je pensais que j'en étais incapable…
Je me suis retrouvée la tête en bas, à pousser sur mes bras et mes jambes pour tenir. C'était une sensation agréable d'étirement profond. » ”

Discipline et patience. Quand on commence une activité, ça demande pas mal d'effort, de discipline et de motivation. Il arrive, surtout quand on débute, que l'on soit découragé : « Je n'arriverai jamais à faire cette posture, c'est bien trop dur pour moi, le yoga. » Mais il n'y a pas de miracle dans le yoga, et qu'une seule façon d'y arriver : en pratiquant, encore et encore, en essayant, différemment. Le yoga prend du temps : on a parfois envie d'aller plus vite, on voudrait être plus fort, plus souple, faire des postures impressionnantes. Mais l'important dans le yoga, c'est surtout le cheminement. Le yoga prend du temps, requiert de la patience, de la discipline. La discipline dans le yoga, c'est une pratique régulière et constante, pour que les progrès se fassent et s'impriment dans notre corps. La discipline dans le yoga, c'est donc venir en cours régulièrement, ou en pratiquer chez soi un petit peu chaque jour : il faut cultiver l'effort. C'est valable pour d'autres activités que le yoga : apprendre une langue étrangère, apprendre à tricoter, courir sur de longues distances, etc.

Doser son effort. Être discipliné, ce n'est pas se transformer en robot superproductif. Souvenez-vous de *brahmacharya,* le *yama* de la modération : il faut choisir avec soin où on met son énergie. Il ne s'agit pas d'en faire toujours plus, au contraire : on peut en faire moins, mais on le fait mieux, on est dédié, engagé dans son action. Là où on décide de mettre son énergie, on s'y donne vraiment !

De l'effort à la paresse... de *tapas* à *tamas*. Et si je me sens très paresseux, c'est mal ? Le contraire de toute cette activité, de ce *tapas*, c'est tamas, autrement dit : la paresse, la procrastination, la relâche ! Croyez-moi, j'adore regarder une bonne série télé avec un chocolat chaud et une part de gâteau dans mon canapé, bien calée au milieu des coussins ; est-ce que ça fait de moi la pire yogi de la Terre ? Non ! Comme toujours, c'est la modération et l'équilibre qu'on recherche. Vivre en permanence dans l'inertie et la léthargie peut vite s'avérer déprimant. Là encore, il faut trouver un bon dosage entre l'action et la discipline, et la paresse et l'amusement : ils ne doivent pas s'opposer, mais se compléter harmonieusement.

Si je rate un cours de yoga, je déculpabilise ! Si j'ai une bonne raison, je peux rater un cours ; si je n'ai pas de bonne raison, je peux aussi rater un cours. Mais alors, je ne me blâme pas parce que je n'y suis pas allée. La vie est déjà assez compliquée comme ça, pas la peine d'y ajouter des pensées négatives.

Comment appliquer *tapas*, l'action...

... sur le tapis de yoga ?

- Comment est-ce que je dose mon effort pendant ma pratique : est-ce que j'en fais trop ou pas assez ?
- Est-ce que je reviens régulièrement faire du yoga ?

... dans la vie de tous les jours ?

- Quand et comment ai-je souvent l'impression de perdre du temps (sur Internet, en regardant la télé, en bavardant, etc.) ?
- Est-ce que je sais demander de l'aide lorsque j'en ai besoin ?
- Qu'est-ce qui est important dans ma vie ?

4. Svadhyaya – *l'étude de soi*

“ ***Patricia, 26ans, 7ans de yoga :***

« Le grand écart est une posture très exigeante au yoga : elle demande de la souplesse dans l'arrière des jambes et dans les muscles des cuisses. C'est une position qui m'énervait vraiment au départ : quand j'ai commencé le yoga, cette posture était tout bonnement impossible, et elle avait le don de me mettre en colère : pourquoi est-ce que c'est si dur ? Et pourquoi est-ce que je n'y arrive pas ?! » ”

Le yoga permet l'exploration de ses possibilités physiques... et mentales. De quoi suis-je capable physiquement ? Comment est-ce que je réagis face aux difficultés ? Qu'est-ce que je veux vraiment et comment est-ce que je vais faire pour y arriver ? Le yoga est une invitation à se prendre soi-même comme sujet d'étude, à être curieux de qui l'on est, comment on réagit, comment on pense.

Svadhyaya, ou étude de soi, est un *niyama* qui encourage à se poser des questions sur soi : en lisant, en étudiant, en tenant un journal, au travers des discussions, des rencontres, etc.

L'étude de soi est-elle purement égocentrique ? C'est une démarche personnelle, mais personnelle ne veut pas dire égocentrique, et égocentrique ne veut pas non plus dire détachée des autres. En me connaissant moi-même, j'apprends comment agir et réagir de façon plus appropriée.

Comment appliquer *svadhyaya*, l'étude de soi…

… sur le tapis de yoga ?

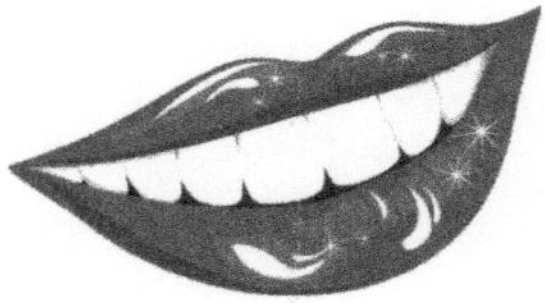

- Au début de chaque pratique, je choisis une intention avec laquelle je vais pratiquer aujourd'hui : sourire, patience, motivation, joie, attention, lenteur, amour…
- J'observe ma respiration et mon mental dans les différentes postures.

… dans la vie de tous les jours ?

- Est-ce que je tiens un journal ?
- Comment est-ce que je vis ma pratique du yoga hors du tapis ?
- Quelles sont les valeurs ou qualités que j'attends chez les autres ? Comment ces valeurs ou qualités se manifestent-elles chez moi ?

LES CONTEMPLATIONS

Dans le yoga, on peut être amené à faire des « contemplations », autrement dit des réflexions sur soi. Elles prennent souvent la forme de questions, comme celles que j'ai suggérées sous chaque *yama* et *niyama*. Ces questions peuvent ensuite donner lieu à des discussions en petit groupe. Dans la contemplation, il ne s'agit pas de réfléchir longuement afin de donner la meilleure réponse possible. Au contraire, soyez spontané ! Méditer quelques minutes est une bonne façon d'entamer la contemplation.

5. Isvara-pranidhana – *la confiance*

Quand mon mari a eu une opportunité de travail aux États-Unis, je me suis demandé et si j'avais vraiment envie qu'on y aille. Je devais démissionner d'un CDI dans un boulot qui me plaisait, j'aimais la ville où je vivais, je me sentais bien entourée de mes amis. Partir, tout quitter : qu'est-ce que j'allais bien pouvoir faire ? C'était très tentant, mais aussi vertigineux. Et si ça ne marchait pas pour moi ? Et si je ne retrouvais jamais de travail, que je restais seule dans un pays étranger ?

Et puis, à un moment donné, je me suis dit que ces questions resteraient sans réponses tant que je ne serais pas partie là-bas. J'oscillais parfois entre l'effroi d'avoir pris cette décision folle, et la joie de partir à l'aventure. Mais au fond de moi, j'avais confiance. Je me disais qu'il y aurait bien toujours quelque chose pour moi.

C'est pour ça que j'aime beaucoup ce *niyama* : avoir confiance donne de la force, l'envie d'avancer, d'essayer autre chose. La plupart des événements me dépassent, je ne suis pas en contrôle de tout, c'est impossible. Quand j'accepte ça, je me laisse porter. Je ne dis pas que je me laisse vivre, mais je reste ouverte à tout ce qui peut arriver, et je ne me barricade pas derrière des prétextes pour ne pas changer.

Lâcher prise, se dire qu'on ne peut pas tout maîtriser, permet aussi de faire face à l'imprévu. Comment est-ce que je réagis à cela si ça chamboule tous mes plans ? Je peux faire de mon mieux, mais il y aura toujours une part d'imprévu. Embrasser cet imprévu, c'est faire confiance, s'abandonner. La vie suit son cours. « Suivre le flot » me rappelle aussi que je ne suis pas seule au monde : j'existe au milieu d'autres individus semblables à moi, nous partageons la même Terre !

“ *Maïté, 25 ans, 2 ans de yoga :*

« Le yoga m'a donné beaucoup plus confiance en moi, par rapport à la vision de mon corps et au regard que peuvent avoir les autres sur moi. Je suis aussi beaucoup moins à me dire “ça, je n'y arriverai pas”. J'essaie, si je n'y arrive pas tant pis, je réessaierai une autre fois. Je faisais ça pour les postures un peu compliquées, et je l'applique dans ma vie quotidienne. » ”

Comment appliquer *isvara-pranidhana*, la confiance...

... sur le tapis de yoga ?

- Est-ce que je me laisse surprendre dans ma pratique du yoga, ou est-ce que je fais toujours la même chose ?
- Est-ce que j'ai confiance dans le fait que je vais progresser dans le temps ?

... dans la vie de tous les jours ?

- Qu'est-ce que j'ai de mieux à offrir ?
- Comment est-ce que je réagis face à l'inconnu ?
- Est-ce que je me retiens de me lancer dans des projets ?
- Est-ce que je suis très attaché au regard des autres ?

UTOPIQUES, TOUS CES PRINCIPES?

Vivre selon ces 10 principes peut sembler irréalisable : c'est bien trop de travail ! C'est sûr, je ne me suis pas mise à travailler tous ces *yama* et *niyama* en même temps. Pour commencer, je vous conseillerais d'en choisir 1 ou 2 parmi ceux qui vous parlent le plus, ceux qui résonnent le plus avec votre propre expérience. Comme tous ces principes sont connectés ensemble, l'un entraîne l'autre, et il y a fort à parier que si vous vous intéressez à l'un, vous en arriverez aux autres par la suite.

LE BIEN-ÊTRE PAR L'AYURVÉDA

L'ayurvéda est considéré comme une science « sœur » du yoga et développe des techniques de bien-être au quotidien qui vont de pair avec la pratique du yoga. Il n'est bien entendu pas nécessaire de suivre les préceptes de l'ayurvéda pour faire du yoga, mais c'est une bonne façon de prendre soin de vous de façon naturelle et équilibrée.

Le mot *ayurveda* signifie « science de la vie » en sanskrit. Originaire d'Inde où il est pratiqué depuis plus de 5 000 ans, l'ayurvéda se présente comme une médecine préventive en harmonie avec la nature et les saisons, notamment à travers un régime alimentaire et une hygiène quotidienne spécifique. Le mot d'ordre de l'ayurvéda, c'est **l'équilibre** – les déséquilibres étant source de maladies physiques et mentales. Le but de l'ayurvéda est d'apprendre à être en bonne santé en comprenant sa propre nature en relation avec son environnement.

Quel est mon dosha ?

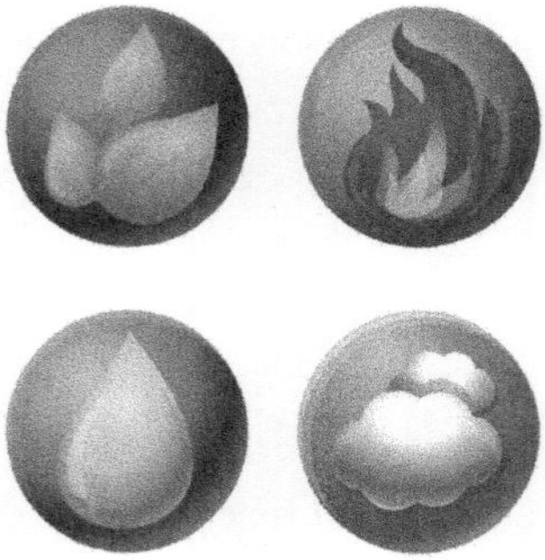

L'univers, dans la conception ayurvédique, serait composé de 5 éléments : l'espace, l'air, le feu, l'eau et la terre. En se combinant, ils forment **3** *dosha* : ce sont des constitutions, ou qualités physiques et mentales. Avant de commencer à suivre les principes de l'ayurvéda, chacun doit déterminer quel est son *dosha*. La première fois qu'on m'a présenté le système des *dosha*, je me suis dit : « Celui-là, c'est moi... ah non, tiens, plutôt celui-ci... ou celui-là. » En fait, tout le monde a une petite dose de chacun des 3 *dosha*, mais l'un d'entre eux est prédominant. Dans certains cas, ça peut être aussi une combinaison de deux *dosha*.

Pour déterminer votre *dosha*, choisissez une réponse par ligne et faites le total en bas du tableau.

	Vata	*Pitta*	*Kapha*
Ossature	Fine.	Moyenne.	Large et solide.

	Vata	*Pitta*	*Kapha*
Poids	Difficile d'en prendre, facile d'en perdre.	Facile à gagner, facile à perdre.	Facile à gagner, dur à perdre.
Peau	Fraîche et sèche.	Chaude et bien hydratée.	Fraîche et bien hydratée.
Cheveux	Secs, frisottants, fins, cassants.	Raides, fins, tendance à grisonner.	Gras, ondulés, épais.
Yeux	Petits, en fente, sourcils fins, regard mobile, de couleur sombre.	Moyens, en forme d'amande, brillants, regard intense, de couleur claire ou noisette.	Grands, ronds, sourcils épais, bien brillants, bleu foncé, marron ou noirs.
Appétit	Irrégulier.	Important.	Constant.
Digestion	Constipation, petites quantités, irrégulière.	Selles molles, régulières, quantités moyennes.	Lente, régulière, en grande quantité.
Transpiration	Légère.	Abondante.	Modérée.
Tempérament +	Créatif, énergique, enthousiaste, exalté, sensible.	Intelligent, directif, drôle.	Responsable, généreux, calme, fiable, stable.

→

	Vata	*Pitta*	*Kapha*
Tempérament –	Peureux, indécis, nerveux, anxieux.	Colérique, arrogant, trop compétitif.	Avide, borné, déprimé.
Capacités d'apprentissage	Apprend et oublie vite.	Apprend vite, oublie lentement.	Apprend et oublie lentement.
Façon de parler	Fantasque, bavard, rapide, entraînant.	Articulé, résolu, clair, concentré.	Lent, précautionneux, calme, voix basse ou grave.
Activités et loisirs	Agité et actif.	Compétitif.	Calme et aimant les loisirs.
Au quotidien	Aime le changement.	Aime organiser et planifier.	Aime garder sa routine.
TOTAL			

De l'équilibre pour chaque caractère

Après avoir déterminé son *dosha,* il faut trouver le moyen de l'équilibrer : par **l'alimentation**, par une **hygiène** quotidienne et par des activités physiques. Être équilibré, ça veut dire pas de manque, pas d'excès : il faut trouver le juste milieu !

Vata, le tempérament du mouvement et du changement

Éléments : *vata* est constitué d'espace + air ; c'est donc un élément froid (pas de feu), sec (pas d'eau), léger (pas de terre), mobile, clair, subtil.

Saison : automne.

Léger comme l'air... Si *vata* est votre *dosha,* vous êtes d'une nature qui aime le mouvement et le changement. Créatif, dynamique, enthousiaste et joyeux, vous êtes toujours partant pour faire plein de choses. Physiquement, vous êtes fin et élancé.

Dès que *vata* se déséquilibre, toute cette énergie devient hors de contrôle, vous avez tendance à devenir anxieux, à manger moins et donc à maigrir, vous êtes sujet aux insomnies.

Le tempérament *vata* doit apprendre à se poser aussi de temps en temps, à ne pas solliciter tout le temps ses sens, par exemple en évitant d'écouter tout le temps de la musique, en sachant de temps en temps rester au calme, fermer les yeux, méditer et pratiquer le yoga avec douceur.

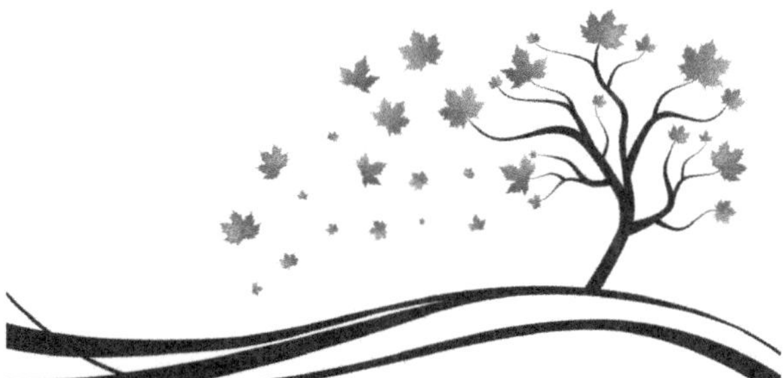

Pitta, le tempérament de la transformation et du métabolisme

Éléments : *pitta* est constitué de feu + eau ; il y a plus de substance que dans *vata* ! Mais il ne contient pas de terre, c'est donc un tempérament qui reste léger ; pas d'espace ni d'air, c'est donc une qualité plus liquide.

Saison : été.

Un tempérament de feu ! Si *pitta* est votre *dosha,* vous êtes d'une nature à en faire beaucoup : vous aimez apprendre, savoir tout sur tout, expérimenter, vous renseigner. Drôle, intelligent, directif, le *pitta* aime organiser, diriger.

Dès que *pitta* se déséquilibre, toute cette énergie se disperse en acné, yeux rouges, diarrhées chroniques, perte des cheveux ; *pitta* peut devenir trop compétitif, enclin à la critique ; il peut être irritable, cynique, sarcastique et, dans le pire des cas, cela peut tourner à la violence, à l'hypertension, à un ulcère.

Le tempérament *pitta* doit apprendre à se limiter : manger moins, diminuer la consommation d'alcool, faire des promenades dans la nature. Il faut du repos au *pitta* ! Il lui faut aussi apprendre à s'occuper des autres, en faisant du bénévolat par exemple.

Côté yoga, le tempérament *pitta* peut aussi, de temps à autre, pratiquer un yoga plus calme. Le *pitta* cherche les défis, c'est bien, mais il faut ensuite apprendre à s'adoucir.

Kapha, le tempérament de la stabilité et des fluides

Éléments : *kapha* est constitué d'eau + terre. C'est le *dosha* qui a le plus de matière. Il ne contient pas de feu, donc il est froid ; il n'a pas d'air, donc il est stable ; et pas d'espace, donc il est épais. *Kapha* est mouillé, doux, un peu comme de la boue, lourd, parfois lent et terne.

Saison : printemps.

Le bon vivant ! Si *kapha* est votre *dosha,* vous êtes d'une nature calme, réfléchie. Responsable, les autres peuvent compter sur vous : vous êtes fiable et généreux.

Dès que *kapha* se déséquilibre, cette stabilité peut se transformer en lourdeur. Prise de poids, rétention d'eau, digestion lente et compliquée, tendance à la déprime, le *kapha* mène parfois une vie sans trop d'activité ni de stimulation mentale et/ou physique. Le *kapha* aime garder des choses ou des personnes auprès de lui, même si elles ne le servent pas, ne le nourrissent pas.

Pour aider et équilibrer le *kapha,* il lui faut du mouvement, de l'activité, un petit grain de folie ! Sortir du canapé, rencontrer de nouvelles personnes, entreprendre de nouvelles activités. Dans le yoga, oser faire des postures dynamiques et qui revigorent, comme des torsions, tout en engageant une respiration vigoureuse, profonde. Au niveau de l'alimentation, le *kapha,* quand il est en déséquilibre, essaie de manger plus léger.

Le bien-être au quotidien : massages et techniques de purification

Lors d'une retraite de yoga que j'ai faite en Italie, des massages ayurvédiques étaient proposés : une heure de massage à l'huile, très énergique. J'en suis ressortie revigorée, et épuisée en même temps ! Mais il n'est pas nécessaire d'aller spécifiquement chez un masseur pour avoir un massage ayurvédique, c'est tout à fait possible de le faire chez soi. Avant tout, il faut avoir défini son *dosha* (voir test p. 120), ce qui va permettre de savoir de quelle huile chacun a besoin :

- *vata* : huile de sésame ou d'amande ;
- *pitta* : huile de noix de coco ou de tournesol ;
- *kapha* : huile de sésame, de moutarde, d'amande ou d'olive.

Un massage ayurvédique à la maison

Durée : 15 minutes.

L'huile s'utilise froide ou chaude. Pour la réchauffer, mettez la bouteille dans un fond d'eau bien chaude dans le lavabo. Après quelques minutes, versez environ 10 cl d'huile dans un petit récipient. Mettez quelques gouttes au creux des mains, puis massez-vous en commençant par les pieds, et remontez le long des jambes et du buste : faites des mouvements circulaires autour de chaque articulation, puis faites de longs mouvements le long des membres et des os, en allant des extrémités vers le cœur. L'huile peut aussi s'appliquer sur le cuir chevelu – les cheveux paraissent gras après, je ne le fais que quand je prévois de rester un moment chez moi, ou avant d'aller me coucher. Laissez le corps recouvert d'huile pendant quelques minutes, puis douchez-vous : faites simplement couler l'eau sur le corps. Vous pouvez vous savonner et lavez vos cheveux ou, en sortant de la douche, vous tapoter simplement avec une serviette. Le massage agit directement sur les systèmes circulatoire, nerveux et lymphatique du corps, en les stimulant. Et puis surtout, quel plaisir de se faire du bien !

BON À SAVOIR !

L'huile se conserve dans une bouteille en verre teinté (pour éviter qu'elle ne devienne rance).

Les *kriya*

Les *kriya* sont des techniques de nettoyage du corps qui permettent de mettre en pratique l'adage « un esprit sain dans un corps sain ». En voici quelques-uns faciles à faire à la maison. Il en existe de nombreux, certains yogis pratiquent même le nettoyage du colon... mais on n'ira pas jusque-là !

- ***Jala neti* : le nettoyage du nez**

Après avoir utilisé le *neti pot* (ou *lota*), j'ai toujours l'impression de mieux respirer, c'est plus fluide !

Effets bénéfiques : prévenir les sinusites.

Le bon moment : le matin ou le soir, 3 fois par semaine.

Contre-indication : à éviter en cas de gros rhume ou de migraine.

Matériel requis : un *neti pot* (ça ressemble à la lampe du génie dans Aladdin !), la plupart des pharmacies en vendent.

Comment faire ? Remplissez le pot d'eau tiède déminéralisée et ajoutez une bonne pincée de sel (lorsque le sel est bien dosé, l'eau a le même goût que les larmes ; elle ne doit ni piquer, ni faire mal). Penchez la tête sur le côté, suffisamment pour pouvoir verser l'eau du pot dans une narine ; l'eau va couler et ressortir par l'autre narine. Mouchez-vous, puis faites passer l'eau dans l'autre narine. À la fin, mouchez-vous bien, expirez fortement et rapidement pour sécher le nez, afin que l'eau et les impuretés ne stagnent pas dans les narines.

- ***Nauli* : le massage du ventre**

Intégrez ce massage du ventre dans votre routine du matin, avant de déjeuner. Ça aide à la digestion !

Effets bénéfiques : relâcher les tensions dans le ventre, parfait en cas de constipation.

Le bon moment : le matin, dans la douche, quand vous avez l'estomac vide.

Contre-indication : si vous venez de manger ou si vous êtes enceinte.

Comment faire ? Debout, les genoux pliés, les jambes légèrement écartées, penchez-vous vers l'avant mains sur les cuisses. Inspirez, et aspirez le ventre vers la colonne vertébrale, le nombril remonte et le ventre se creuse. Retenez la respiration, puis relâchez lentement en expirant, tout en faisant des vagues avec votre ventre. Inspirez puis aspirez le ventre à nouveau : le ventre est collé vers la colonne vertébrale. Retenez la respiration, puis relâchez lentement en expirant et en créant des vagues à la surface de la peau. Continuez à faire ces mouvements d'aspiration et de relâche.

- ***Kapalabhati*: le nettoyage du système respiratoire**

C'est une respiration abdominale forcée, appelée aussi « la respiration de feu ».

Effets bénéfiques : énergisante, vivifiante, cette respiration relâche les tensions du ventre et procure une incroyable sensation de libération des poumons.

Le bon moment : le matin ou le soir, avec l'estomac vide.

Contre-indication : à éviter si vous venez juste de manger ou si vous êtes très enrhumé.

Comment faire ? Assis confortablement, les jambes croisées (ou en position accroupie, dite du « squat », les mains sur les cuisses), prenez une longue inspiration, puis expirez doucement et complètement tout le contenu de vos poumons. Vous êtes prêt pour *kapalabhati*. Prenez une inspiration, puis expirez d'un coup par le nez en contractant l'abdomen. Laissez l'inspiration suivante se faire naturellement, passivement (le bas du ventre se gonfle), puis expirez de nouveau par le nez en contractant le ventre. L'expiration se fait par le nez et donne l'impression de chasser un petit insecte coincé dans une narine. Après avoir effectué une minute de respiration abdominale, retenez votre respiration pendant une trentaine de secondes (ne forcez pas si vous devez respirer, relâchez et respirez), puis recommencez pour une nouvelle minute de respiration abdominale. À la fin de la minute, retenez votre respiration à nouveau (pendant

50 secondes cette fois), puis recommencez une dernière minute de respiration abdominale.

La routine du matin par l'ayurvéda

- Se lever tôt.
- Boire un grand verre d'eau à température ambiante.
- Nettoyer le visage, la bouche et les narines (voir le *kriya du nez plus haut).*
- Nettoyer la langue (avec une brosse à dents).
- Faire des gargarismes avec de l'eau salée.
- Quelques exercices de yoga léger, ou un peu d'étirements.
- Des exercices de respiration.
- Une méditation de 5 à 10 minutes.
- De la course à pied, de 30 minutes environ, 3 ou 4 fois par semaine.
- Un massage à l'huile.

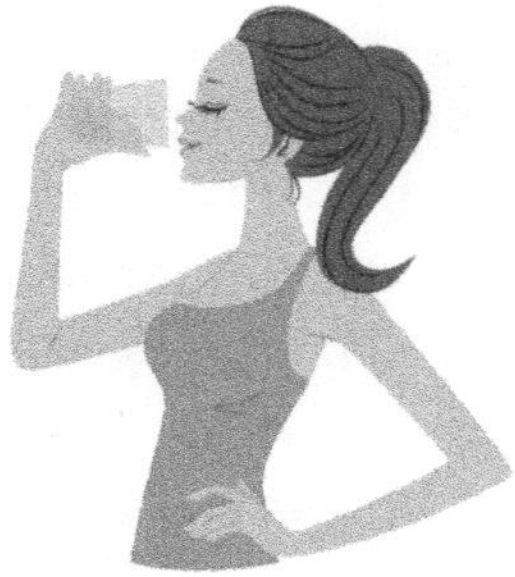

5

L'ESPRIT DU YOGA MÊME DANS MON ASSIETTE !

Chapitre 5

L'esprit du yoga même dans mon assiette !

Dans la philosophie du yoga, il est recommandé de consommer de la nourriture qui nourrisse *vraiment*. Ça paraît évident : nourrir, n'est-ce pas justement le but de toute nourriture ? Mais en réalité, il m'arrive de manger sans chercher à me nourrir : je peux manger parce que je m'ennuie, pour passer le temps, ou machinalement, sans vraiment prêter attention à ce que je fais. Dans ce chapitre, on verra comment l'ayurvéda, la science sœur du yoga, envisage l'alimentation (voir dans le chapitre 1 les conseils pour une meilleure digestion, p. 20).

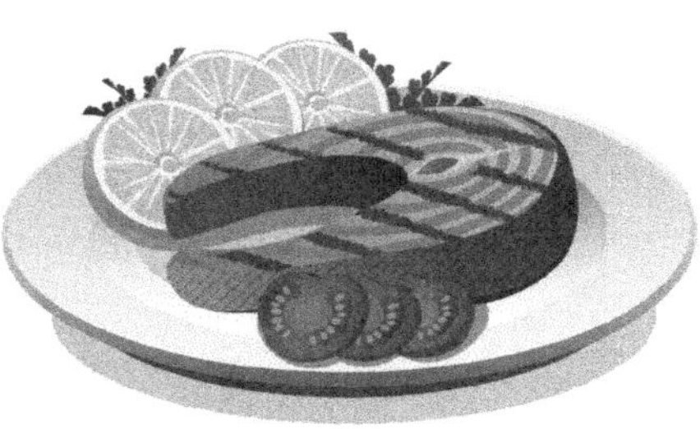

L'ALIMENTATION AYURVÉDIQUE, OU LA RECHERCHE D'UN ÉQUILIBRE

Comme nous l'avons vu au chapitre précédent, l'ayurvéda considère que les cinq éléments primordiaux – la terre, l'eau, le feu, l'air et l'espace – se retrouvent en toutes choses, qu'elles soient animées ou inanimées, y compris dans les aliments et leurs saveurs.

Équilibrer son alimentation, c'est d'abord comprendre quelle est notre constitution dominante, notre *dosha (vata, pitta ou kapha* – voir le test p. 120), quels éléments nous déterminent le plus et donc quelles saveurs privilégier afin de combiner les bonnes propriétés en fonction de notre profil.

L'ayurvéda distingue 6 grandes saveurs (ou *rasa*) possédant chacune des propriétés spécifiques et ayant divers effets sur notre organisme selon notre constitution ; certaines saveurs accentuent certains *dosha*, tandis que d'autres les diminuent.

Les 6 saveurs reconnues par l'ayurvéda

1. *Madhura*, le sucré : terre + eau

Diminue : *vata, pitta.* Renforce : *kapha.*

Aliments sucrés, doux : aliments chargés en glucides (sucre, miel, jus de fruits, riz, pain, céréales), laitages, viande, poisson, huiles et graisses, fruits et légumes (betterave, concombre, pomme de terre, pomme, figue fraîche, raisin, melon, pêche, poire, prune, fruits secs, banane, asperge, carotte, courge), épices (réglisse, safran, cardamome, cannelle).

☺ Le sucré construit tous les tissus du corps et adoucit les membranes muqueuses.

☹ En excès, il peut provoquer obésité, dyspepsie, diabète, inconscience, tumeur maligne, etc.

2. *Amla,* l'acide : terre + feu

Diminue : *vata.* Renforce : *pitta, kapha.*

Aliments acides, aigres : aliments fermentés, fruits et légumes acides (agrumes, baies, prunes acides, grenade, fruit de la passion, raisin vert, tomate, épinards, blettes, rhubarbe, légumes marinés comme les cornichons), ferments alcooliques (vin, bière), certains laitages (yaourt, kéfir), vinaigre.

☺ L'acide améliore l'appétit et la digestion, favorise l'élimination des déchets et réduit les spasmes. Il est bon pour le cœur.

☹ En excès, il peut provoquer manque de vigueur, inflammations, démangeaisons et abîmer le foie.

3. *Lavana,* le salé : feu + eau

Diminue : *vata.* Renforce : *pitta, kapha.*

Aliments salés : sel, fruits secs salés, fast-food, conserves, produits marins (algues, crustacés, poissons, coquillages).

☺ Le salé est bénéfique à la digestion, l'appétit, l'harmonie hydrique et l'élimination des déchets. Il augmente les plaisirs de la vie et réduit la peur et l'anxiété. Il nettoie les canaux obstrués (*srotas*) ainsi que les pores. Il adoucit et détend les tissus.

☹ En excès, il peut provoquer gonflements et rétention d'eau, rides et vieillissement prématuré, colère, appétit insatiable ; il peut aussi endommager les reins et entraîner des diarrhées.

4. *Tikta*, le piquant : air + feu

Diminue : *kapha*. Renforce : *vata, pitta*.

Aliments piquants : certaines épices et condiments (oignon, ail, radis, gingembre, clou de girofle, piment de Cayenne, poivre noir, moutarde épicée, menthe, thym, laurier...), café, thé.

☺ Le piquant stimule la digestion, augmente l'appétit et relance le métabolisme. C'est un bon traitement des désordres *kapha* (obésité, diabète, toux, respiration congestionnée).

☹ En excès, il cause et augmente la douleur, la soif, les brûlures, l'impuissance, les éblouissements et la faiblesse. Émotionnellement, il accentue colère et irritation.

5. *Katu*, l'amer : air + espace

Diminue : *pitta, kapha.* Renforce : *vata.*

Aliments amers : légumes et plantes à feuilles ou graines amères (pissenlit, endive, ortie, fenugrec, chicorée, salade), herbes amères (gentiane), racines amères (curcuma, valériane), aromates (absinthe, armoise, tanaisie, rue, vétiver), le Schweppes, la caféine.

☺ L'amer purifie et assèche les sécrétions, tonifie et resserre les tissus. Il est utile contre les problèmes digestifs, la fièvre, les irritations du foie et de la peau.

☹ En excès, il peut provoquer des irritations nerveuses, des pertes de poids, du dessèchement, une peau craquelée et un manque de sécrétions. Sur le plan émotionnel, il cause de l'insatisfaction, de l'obstination amère, de la frustration et de l'insécurité.

6. *Kashaya*, l'astringent : air + terre

Diminue : *pitta, kapha.* Renforce : *vata.*

Aliments aux propriétés astringentes : fruits (banane verte, grenade, canneberge), légumes (haricots, lentilles, brocoli, choux, céleri, asperge, blettes, pomme de terre, épinards), la cannelle, les tannins, écorces et résines (écorce de chêne, myrrhe).

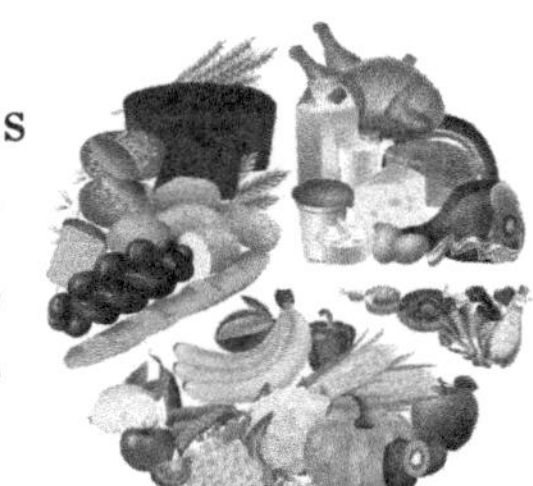

☺ L'astringent guérit, purifie et resserre toutes les parties du corps.

☹ En excès, il est anti-aphrodisiaque, il diminue toutes les sécrétions, il absorbe l'eau et cause constipation, soif, tremblements, fourmillements. Il endommage le colon. Émotionnellement, il provoque introversion, peur et anxiété.

Les saveurs des aliments affectent l'ensemble de nos cellules, et donc de notre corps et de notre psyché, d'où l'importance d'une alimentation sélectionnée avec soin selon notre profil. Mais n'oubliez pas : tout est affaire d'équilibre, l'excès dans les bonnes comme dans les mauvaises choses est néfaste. Il ne s'agit pas d'éliminer totalement un ou plusieurs groupes d'aliments, mais de changer nos habitudes et de modérer les aliments qui peuvent nous être néfastes par moments. Trop de telle ou telle saveur favorisera l'apparition de dysfonctionnements ou maladies. L'objectif n'est pas de privilégier l'un ou l'autre *dosha,* mais d'harmoniser les différents *dosha* en nous – et notamment de diminuer le *dosha* dominant et d'augmenter les *dosha* faibles.

L'alimentation de vata, *le mouvant*

Objectif : Vous êtes léger, aérien et dispersé ; votre alimentation doit vous ramener sur terre, vous poser et vous stabiliser ; bref, vous **alourdir** ! Vous êtes constitué d'air et d'espace : vous êtes froid, votre alimentation doit **pallier ce manque de chaleur**.

☺ **Saveurs à privilégier :** le sucré, l'acide, le salé.

☹ **Saveurs à éviter :** le piquant, l'amer, l'astringent.

Misez donc sur les plats consistants et surtout chauds, qui vous reconstituent ; diminuez les aliments froids, notamment les crudités, qui accentuent vos déséquilibres ; évitez les aliments amers, piquants, astringents, qui accentuent votre stress et provoquent des gaz. Si votre sommeil est perturbé, buvez un lait chaud épicé (noix de muscade, cannelle, cardamome) avant d'aller vous coucher. Vous qui êtes mobile, changeant, vous avez tendance à perdre l'appétit : efforcez-vous de prendre vos repas à heures régulières – et de vous coucher, de même, à heures régulières.

L'alimentation de pitta, *l'énergique*

Objectif : Vous êtes organisé, très actif et parfois surmené : il faut calmer le jeu et canaliser toute cette énergie débordante. Vous êtes constitué de feu et d'eau : il y a beaucoup de chaleur en vous, votre alimentation doit vous **rafraîchir**.

☺ **Saveurs à privilégier :** le sucré, l'amer, l'astringent.

☹ **Saveurs à éviter :** l'acide, le salé, le piquant.

Favorisez avant tout les plats légers et frais, comme des salades et des sandwichs froids. Si vous ressentez le besoin de manger entre les repas, choisissez de préférence des fruits secs. Évitez les aliments acides, salés et piquants, qui augmentent la chaleur. Buvez avec modération, l'alcool peut avoir tendance à vous enflammer ! Vous qui êtes parfois trop agité, pensez à prendre vos repas de façon calme, et en bonne compagnie.

L'alimentation de kapha, *le terre à terre*

Objectif : Vous êtes quelqu'un de tranquille, gentil et bon vivant. Un zeste d'énergie vous fait parfois défaut. Vous êtes constitué d'eau et de terre : il y a beaucoup de matière en vous, votre alimentation doit vous **alléger**.

☺ **Saveurs à privilégier :** le piquant, l'amer, l'astringent.

☹ **Saveurs à éviter :** le sucré, l'acide, le salé.

Privilégiez avant tout les plats chauds et épicés, qui favorisent la digestion. Revoyez les quantités de nourriture que vous consommez : vous pouvez avoir tendance à trop manger, et de façon trop riche. En cas de fringale, ne vous ruez pas sur les sucreries (bonbons, chocolat).

5 clés pour commencer à manger selon les principes ayurvédiques

① **Revoyez votre liste de courses** et favorisez avant tout les **produits locaux** : c'est la meilleure façon d'avoir des produits frais et de saison qui ont non seulement plus de goût, mais aussi et surtout de meilleurs apports nutritionnels.
② **Faites le tri** dans vos placards et dans le réfrigérateur : dites adieu aux produits qui contiennent des additifs, des colorants, des hormones, des pesticides, etc. Ils possèdent des toxines difficiles à éliminer par le corps.
③ **Cuisinez à la maison !** C'est le meilleur moyen de retrouver une connexion avec votre corps. **Et changez vos éternelles recettes.** Ajoutez une épice, un condiment ou une herbe dont vous n'avez pas l'habitude. Testez de nouveaux légumes et fruits dans des soupes, salades et smoothies. Ne vous restreignez pas à ce que vous achetez automatiquement. J'ai déjà fait le test : préparer une soupe de potimarron et la cuire

ne prend pas plus de temps que faire réchauffer une pizza surgelée et attendre devant le four.

④ **Favorisez la « détox » au jour le jour :** en mangeant des aliments complets (riz complet, quinoa, etc.) et des protéines de qualité (lentilles, haricots, noix, graines complètes, les produits animaux de bonne qualité, bio de préférence).

⑤ **Évitez ce qui ne vous fait pas du bien,** en repérant si vous avez des intolérances alimentaires. Vous avez peut-être déjà souffert d'inflammations, d'un sentiment de lourdeur ou de quelques boutons après avoir mangé « quelque chose ». Reste à identifier quoi exactement. Les sept allergies les plus fréquentes sont dues aux aliments à base de gluten (à base de céréales comme le blé, le seigle ou l'orge), de produits laitiers, de levure (bière, pains, pâtisseries…), d'œuf, de maïs, de cacahuètes et de soja. Essayez de repérer comment vous réagissez par rapport à ces ingrédients. Attention à ne pas qualifier certains aliments de « mauvais » ou de « bons » pour autant. L'équilibre en toutes choses, comme toujours !

QUESTION (PAS SI) BÊTE : PEUT-ON MANGER AVANT UN COURS DE YOGA ?

Pendant un cours de yoga, ça bouge pas mal : je me retrouve parfois sur le ventre, sur le dos, et même la tête en bas. Avoir l'estomac plein pendant un cours n'est donc pas recommandé, surtout pour une question de confort. Le mieux est de manger au moins 3 heures avant, ou après. Si un petit gâteau me fait envie avant de commencer, surtout si j'ai faim, pas question de me priver. Mais j'évite de boire trop d'eau, de café ou de thé juste avant : pas de pause pipi en plein cours, c'est déstabilisant.

LE TABOU DU COURS DE YOGA :
LE PET INVOLONTAIRE

Vous aimeriez bien être le seul à avoir entendu ce petit bruit sec et net : eh oui, vous venez de péter en cours de yoga, et tout le monde l'a entendu aussi. Ne restez pas prostré sur votre tapis, les manifestations physiques (voire odorantes) pendant un cours de yoga… sont normales. C'est le signe que votre corps fonctionne ! Si l'odeur est insoutenable, pensez par contre à revoir votre régime alimentaire.

FAUT-IL DEVENIR VÉGÉTARIEN SI ON FAIT DU YOGA ?

Yoga et végétarisme sont souvent associés car en Inde, d'où le yoga est originaire, la majeure partie de la population de religion hindouiste est végétarienne. Le yoga partage des racines anciennes communes avec l'hindouisme, mais n'est pas directement rattaché à lui aujourd'hui. L'amalgame associant yoga et régime végétarien est donc courant, mais il n'y a en fait aucune obligation dans le yoga…

Cela dit, être yogi, c'est s'interroger sur son style de vie, y compris ses choix alimentaires. Consommer de la viande et du poisson, est-ce vraiment bon pour moi ? C'est une question légitime à se poser. Si vous n'avez pas l'intention de changer votre régime alimentaire,

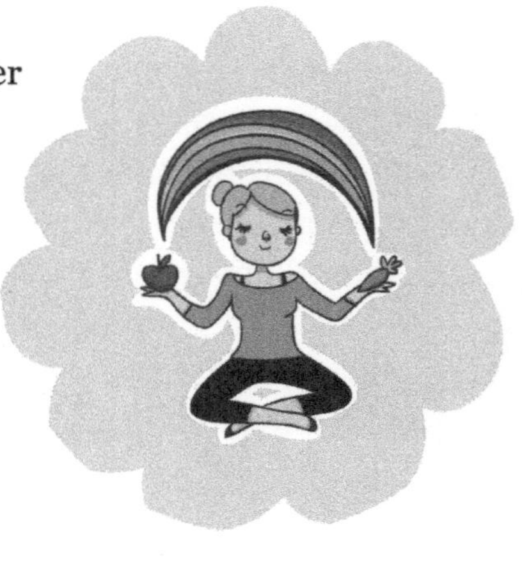

peut-être ressentez-vous tout de même le besoin de limiter votre consommation de viande ?

VÉGÉTARIEN ET VÉGÉTALIEN

Le végétarien ne mange pas de chair animale (ni viande, ni poisson). Le végétalien exclut tout produit d'origine animale, et ne consomme donc, en plus, ni lait, ni yaourts, ni fromage, ni œufs.

“ ***Whitney, 24 ans, végétarienne, 2 ans de yoga :***

« Je suis végétarienne depuis bientôt quatre ans. Je ne faisais pas encore de yoga à l'époque, quand j'ai décidé de changer ma façon de manger. Mais maintenant, je pratique le yoga presque quotidiennement depuis deux ans. Quand je suis devenue végétarienne, les trois premiers mois ont été assez compliqués : mais c'était surtout parce que je suis passée d'un régime alimentaire médiocre à une façon de manger plus consciente. C'était compliqué car je me sentais fatiguée au tout début, mais j'ai remarqué rapidement les effets positifs : j'étais moins ballonnée, moins engourdie après les repas, et je me sentais mieux de façon générale ! Le yoga me permet de me rappeler pourquoi j'aime manger sainement, des aliments frais, complets et nourrissants. Mon corps réagit à tout ce que je lui fais subir, et si je mange mal, je me sens mal ! » ”

Pourquoi manger moins de viande et de poisson ?

- **Pour des raisons de goût :** pas de goût particulier pour la viande, ou même un dégoût pour la viande et le poisson.
- **Pour des raisons éthiques et environnementales :** on refuse de cautionner la façon cruelle dont sont traités les animaux

dans l'industrie agroalimentaire, depuis l'élevage jusqu'à l'abattage. Sans parler de l'impact majeur et néfaste de ces usines sur l'environnement*.
- **Pour des raisons de santé :** manger de la viande en trop grande quantité apporte un surcroît de graisses qui peut provoquer des dysfonctionnements. Une alimentation végétarienne correctement menée permet de prévenir un certain nombre de maladies et ennuis de santé (obésité, diabète, problèmes cardio-vasculaires, cancers, ostéoporose, etc.). Demandez conseil à votre médecin.

Mais comment avoir suffisamment de protéines ? Est-ce que je risque d'avoir des carences nutritionnelles ?

Ce qui est important pour que notre corps puisse construire du muscle, entre autres missions, ce sont les acides aminés présents dans les protéines. Or, la viande et le poisson ne sont pas les seuls à en contenir : on trouvera ainsi des protéines végétales dans les céréales, les légumineuses, les oléagineux, le tofu, le soja, les graines germées, les champignons, etc. Cela dit, le taux d'acides aminés de ces aliments est parfois moindre que dans la viande et le poisson ; il faut donc quelques « trucs » pour obtenir suffisamment d'acides aminés :
- manger des œufs (à moins d'être végétalien) ;
- combiner les céréales avec des légumes secs ou des fruits secs gras qui auront des acides aminés complémentaires, comme le riz et les haricots secs par exemple, ou du quinoa avec des noisettes ;
- utiliser des compléments alimentaires naturels tels que la spiruline, la levure de bière, la chlorelle...

* Sur ce sujet, on peut lire le livre *Faut-il manger les animaux ?* de Jonathan Safran Foer (Éditions de l'Olivier, 2011), dans lequel l'auteur américain explique ce qu'il reproche à l'élevage et à l'abattage.

Devenir végétarien en douceur

Pour éviter une rupture trop brutale dans votre régime alimentaire, vous pouvez :

- tester des cuisines du monde comme les cuisines thaïe, libanaise ou mexicaine, dans lesquelles on trouve de délicieux plats sans viande ni poisson ;
- souscrire à un panier fermier qui procure de façon mensuelle ou hebdomadaire des fruits et légumes sains et de saison (renseignez-vous auprès de l'AMAP* la plus proche de chez vous) ;
- faire la liste, dans ce que vous aimez manger habituellement, de tous les plats qui sont déjà végétariens : ainsi, vous serez rassuré en voyant que vous n'avez pas à bousculer absolument toutes vos habitudes alimentaires ;
- enfin, de même qu'au yoga, y aller *progressivement*, à votre rythme, en vous écoutant et en écoutant votre corps avant tout.

Que manger si on supprime la viande ?

Manger selon le régime végétarien, ce n'est pas simplement supprimer la viande de son assiette : si je décide de ne plus manger de steak-frites, ça ne veut pas dire que je vais juste manger les frites. Il existe de nombreux plats végétariens à part entière, variés, avec du goût et des saveurs intéressantes. Achetez des livres de recettes, consultez des sites et des blogs spécialisés pour vous donner des idées !

---

* Association pour le maintien d'une agriculture paysanne. Les AMAP sont destinées à favoriser l'agriculture paysanne et biologique. Plus d'infos : www.reseau-amap.org.

Mes blogs de cuisine végétarienne préférés :

- « Cléa cuisine » (www.cleacuisine.fr) : Cléa propose des recettes sucrées et salées qui font vraiment envie !
- « Cuisine saine » (www.cuisine-saine.fr) : Karen nous suggère des recettes sans gluten et adaptées aux différents types d'allergies. Une vraie mine d'infos !
- « 100% Végétal » (www.100-vegetal.com) : Marie offre des trésors de recettes végétaliennes et gourmandes autour de produits de saison.

Les bons livres végétariens à ne pas louper :

- *Mes petites recettes magiques aux protéines végétales*, de Anne Dufour et Carole Garnier (Quotidien Malin Éditions, 2011).
- *100 % végétal et gourmand*, de Marie Laforêt (Éditions Alternatives, 2014).
- Et parce qu'il n'y en a pas que pour les grands : *Petit végétarien gourmand*, de Marie Laforêt et Ludovic Ringot (Éditions Alternatives, 2013).

Il est désormais très facile de se procurer des aliments adaptés à une alimentation saine et végétarienne, car des magasins spécialisés, magasins bio, coopératives, etc., s'ouvrent et se développent un peu partout – *cf.* chaînes Biocoop (www.biocoop.fr), La Vie Saine (www.laviesaine.fr), Le Grand Panier Bio (www.grandpanierbio.net)...

Sur Internet, vous trouverez également nombre d'épiceries d'alimentation bio et végétarienne en ligne :

- www.greenweez.com
- www.naturalia.fr
- www.mondebio.com

Pour ceux que la cuisine rebute, il existe aussi beaucoup de plats tout prêts et totalement végétariens, en vrac : caviar d'aubergine, houmous, tzatziki, steaks de soja, rouleaux de printemps, nems aux légumes, plats à base de tofu, etc.

Les marques de supermarchés proposent même aujourd'hui leurs propres gammes de produits végétariens prêts à déguster.

Enfin, sur le site www.vegetarisme.fr, vous trouverez notamment un annuaire des adresses végétariennes listant des restaurants, tables d'hôtes, magasins bio, etc., dans toute la France... de quoi trouver, en tous lieux, matière à prendre soin de son corps et de soi !

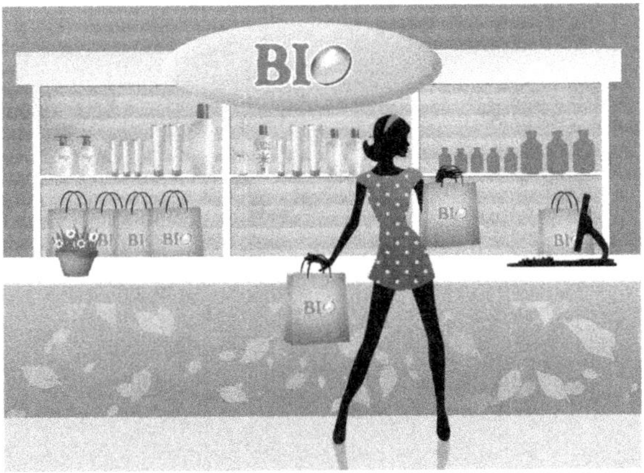

CONCLUSION PEUT-ON ÊTRE UN MAUVAIS YOGI ?

Le yoga est un formidable outil pour bouger, se relaxer, profiter de l'instant présent, faire la paix avec soi-même et les autres, suivre des conseils de vie équilibrée. Peu importent les raisons pour lesquelles on en vient au yoga ; l'important, c'est d'avoir envie de revenir. On finit toujours par trouver « plus » que ce qu'on avait imaginé au départ.

Ce livre a pour seule ambition de vous donner envie d'explorer toutes ces possibilités... qui sont déjà en vous, il n'y a plus qu'à les activer. Il y a beaucoup d'informations, de conseils, de suggestions, de choses à éviter, à favoriser : le chantier peut paraître immense ! Beaucoup d'efforts et de discipline sont requis, mais il y a tant à gagner ! Et si je n'arrivais jamais à devenir un bon yogi ? Si je continue à boire du café, à fumer des cigarettes, à mentir, séduire, et aller au yoga juste pour mettre des collants confortables et sexy... ? Rassurez-vous, le yoga est un long cheminement. À la fin de l'année, il n'y aura pas de cérémonie de remise des médailles, il n'y aura pas de passage à la ceinture noire de yoga. Non, ce sera juste moi face à moi-même : les bénéfices physiques que j'aurai pu en tirer, le cheminement mental que j'aurai fait. C'est déjà bien, et c'est ici et maintenant.

ENVIE DE PLUS DE YOGA?

Rendez-vous sur mon blog yoga.maathiildee.com où vous trouverez articles et vidéos pour vous aider à débuter ou approfondir votre pratique du yoga.

Lexique des mots traditionnellement utilisés en yoga

Acroyoga : yoga de voltige (p. 42).

Ahimsa : la non-violence (p. 101).

Amla : la saveur acide, en alimentation ayurvédique (p. 135).

Anuloma viloma : respiration alternée (p. 85).

Aparigraha : la non-avidité (p. 107).

Asana : posture – ou « s'asseoir » (p. 100).

Ashtanga : style de yoga dynamique (p. 43, 44).

Asteya : la non-convoitise (p. 105).

Ayurvéda : science de la vie (p. 119).

Bikram : style de yoga pratiqué en salle chauffée (p. 19, 43).

Brahmacharya : la modération (p. 106).

Chakra : centre d'énergie. Il y en a 7 dans le corps, ainsi positionnés : sacrum, nombril, plexus solaire, cœur, gorge, entre les sourcils et fontanelle (p. 85).

Dharana : concentration (p. 100).

Dhyana : méditation (p. 100).

Dosha : tempéraments, dans l'ayurvéda (p. 120).

Hatha : littéralement, *hatha* signifie « le soleil et la lune ». C'est un style de yoga doux (p. 43).

Isvara-pranidhana : la confiance (p. 117).

Iyengar : style de yoga exigeant mettant l'accent sur l'alignement des parties du corps dans l'espace (p. 43).

Jala neti : nettoyage du nez (p. 127).

Kapalabhati : respiration abdominale forcée (p. 129).

Kapha : le tempérament de la stabilité et des fluides dans l'ayurvéda (p. 125).

Karma : loi de cause à effet (p. 25).

Kashaya : la saveur astringente, en alimentation ayurvédique (p. 137).

Katu : la saveur amère, en alimentation ayurvédique (p. 137).

Kriya : techniques de nettoyage et de purification du corps (p. 127).

Kundalini : style de yoga à base de chants et de méditation (p. 44).

Lavana : la saveur salée, en alimentation ayurvédique (p. 135).

Madhura : la saveur sucrée, en alimentation ayurvédique (p. 134).

Mantra : son, mot ou groupe de mots riches symboliquement (p. 62).

Mysore : yoga exigeant pratiqué de bon matin (p. 44).

Namaste : salutation communément utilisée en Inde ou au Népal. Les mains sont jointes et leur position varie selon celui qu'on salue : devant la poitrine pour saluer ses semblables, devant le visage pour saluer le guide spirituel ou le professeur, et au-dessus de la tête pour saluer le divin (p. 51).

Nauli : massage du ventre (p. 128).

Niyama : principe d'autodiscipline (p. 109).

Om : son originel dont le sens en sanskrit est « tout ce qui était, est et sera » (p. 51).

Pitta : le tempérament de la transformation et du métabolisme dans l'ayurvéda (p. 124).

Prana : le souffle vital (p. 58).

Pranayama : exercices de respiration (p. 58).

Rasa : les 6 saveurs, en alimentation ayurvédique (p. 134).

Samadhi : l'union (p. 100).

Santosa : le contentement (p. 110).

Satya : la vérité (p. 103).

Saucha : l'ordre et la propreté (p. 109).

Savasana : posture de relaxation dite du « cadavre » (p. 94).

Shanti : paix (p. 51).

Srotas : désigne les nombreux canaux participant aux processus généraux d'assimilation et d'élimination du corps humain (p. 136).

Svadhyaya : l'étude de soi (p. 115).

Tapas : l'action (p. 112).

Tikta : la saveur piquante, en alimentation ayurvédique (p. 136).

Ujjayi : respiration sonore (p. 70).

Vata : le tempérament du mouvement et du changement dans l'ayurvéda (p. 123).

Vinyasa : style de yoga dynamique (p. 44).

Vishnu mudra : un *mudra* est une façon de disposer ses doigts, et le *Vishnu mudra* consiste à plier l'index et le majeur (p. 85).

Yama : observance (p. 101).

Yin yoga : style de yoga calme (p. 45).

Yoga : l'union.

Yogi : personne pratiquant le yoga.

Remerciements

Je remercie mes profs de yoga qui m'ont guidée au fil des années (et des pays), notamment Alexandra Peyre, Sarah Sturges, Aaron Cantor et Lynne Begier. Merci aussi à tous mes amis pour leurs encouragements et leur enthousiasme au fil des mois, et la patience avec laquelle ils ont répondu à toutes mes questions, en particulier Manu, Paula, Mikio, Patricia, Jaime, Julie, Yao, Yukako, Pierre, Maïté, Sébastien, Marie-Pascale, Whitney, Jenifer, Lindsey... Enfin, merci à Joanne Mirailles de m'avoir fait confiance pour réaliser ce projet !

TABLE DES MATIÈRES

Chapitre 5

Décoder les 90 rêves les plus courants, c'est malin

Régine Saint-Arnauld

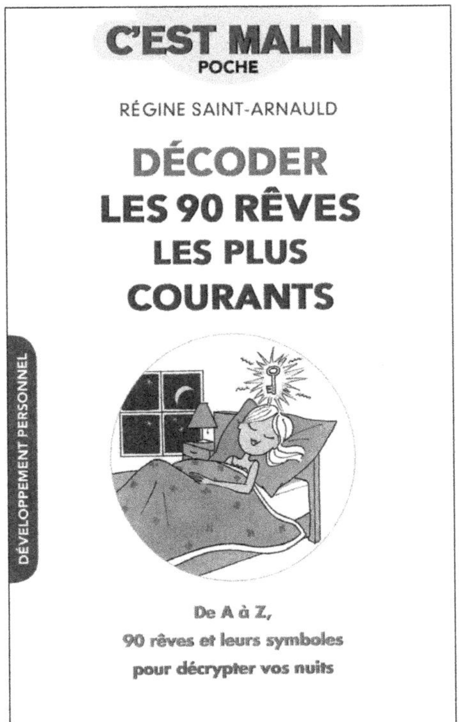

Format : 11 x 17,8 cm
192 pages
6 euros
ISBN : 979-10-285-0351-2

Devenir minimaliste, c'est malin

Anne-Sophie Monod

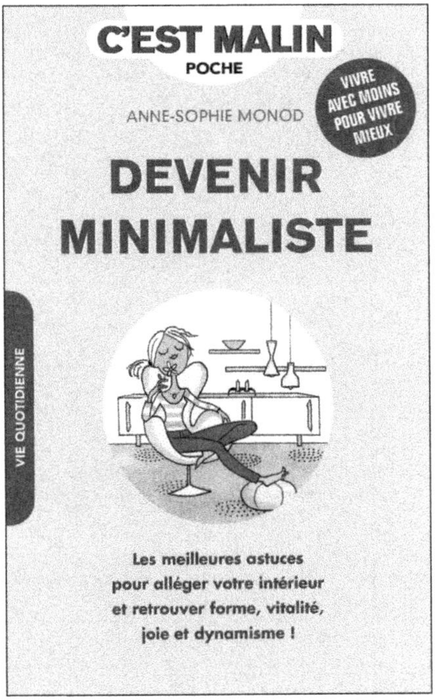

Format : 11 x 17,8 cm
192 pages
6 euros

ISBN : 979-10-285-0390-1

Achevé d'imprimer en France
par CPI Bussière
à Saint-Amand-Montrond (18)
Dépôt légal : mai 2017
N° d'impression : 2029404